家庭医生 医学科普系列丛书

大肠癌

看名医

广东省医学会、《中国家庭医生》杂志社
组织编写

主　编：汪建平

副主编：郭玮婷

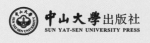

中山大学出版社
SUN YAT-SEN UNIVERSITY PRESS

·广州·

图书在版编目（CIP）数据

大肠癌看名医 / 汪建平主编；郭玮婷副主编 . —广州：中山大学出版社，2016.8
（家庭医生医学科普系列丛书）
ISBN 978-7-306-05743-3

Ⅰ. ①大…　Ⅱ. ①汪…②郭…　Ⅲ. ①大肠肿瘤—防治　　Ⅳ. ① R 735.3

中国版本图书馆 CIP 数据核字（2016）第 156438 号

DACHANGAI KAN MINGYI

出 版 人：徐　劲
责任编辑：周　玢
封面摄影：肖艳辉
封面设计：陈　媛
装帧设计：陈剑锋
责任校对：王　琦
出版发行：中山大学出版社
电　　话：编辑部 020 - 84110283，84111996，84111997，84113349
　　　　　发行部 020 - 84111998，84111981，84111160
地　　址：广州市新港西路 135 号
邮　　编：510275　　传真：020 - 84036565
网　　址：http://www.zsup.com.cn　　E-mail: zdcbs@mail.sysu.edu.cn
印 刷 者：佛山市浩文彩色印刷有限公司
规　　格：170mm×210mm　1/24　7.5 印张　150 千字
版次印次：2016 年 9 月第 1 版　2016 年 9 月第 1 次印刷
印　　数：1~3000 册　　　　定　价：28.00 元

家庭医生医学科普系列丛书编委会

序

姚志彬 | 广东省政协副主席
广东省医学会会长

健康是人生的最根本大事。

没有健康就没有小康，健康中国，已经成为国家战略。

2015 年李克强总理的政府工作报告和党的十八届五中全会都对健康中国建设进行了部署和强调。

随着近年工业化、城镇化和人口老龄化进程加快，健康成为人们最关注的问题之一，而慢性病成为人民健康的头号"公敌"，越来越多的人受其困扰。

国家卫生和计划生育委员会披露：目前中国已确诊的慢性病患者近 3 亿人。这就意味着，在拥有超过 13 亿人口的中国，几乎家家有慢性病患者。如此庞大的群体，如此难题，是医疗机构不能承受之重。

慢性病，一般起病隐匿，积累成疾，一旦罹患，病情迁延不愈。应对慢性病，除求医问药外，更需要患者从日常膳食、运动方式入手，坚持规范治疗、自我监测、身心调理。这在客观上需要患者及其家属、需要全社会更多地了解慢性病，掌握相关知识，树立科学态度，配合医生治疗，自救与他救相结合。

然而，真实的情况并不乐观。2013 年中国居民健康素养调查结果显示，我国居民的健康素养总体水平远低于发达国家,尤其缺乏慢性病的防治知识。因此,加强慢性病防治知识的普及工作,刻不容缓。

与此同时,随着互联网、微信、微博等传播方式的增加,健康舆论市场沸沸扬扬、泥沙俱下,充斥着大量似是而非的医学信息,伪科普、伪养生大行其道。人们亟待权威的声音,拨乱反正,澄讹传之误,解健康之惑,祛疾患之忧。

因此,《中国家庭医生》医学科普系列丛书应时而出。

该丛书由广东省医学会与《中国家庭医生》杂志社组织编写。内容涵盖人们普遍关注的诸多慢性病病种,一病一册,图文并茂,通俗易懂,有的放矢,未病先防,已病防变,愈后防复发。

本系列丛书,每一册的主编皆为岭南名医,都是在其各自领域临床一线专研精深、经验丰富的知名教授。他们中,有中华医学会专科分会主任委员,有国家重点学科学术带头人,有中央保健专家。名医讲病,倾其多年经验,诊治心要尤为难得,读其书如同延请名医得其指点。名医一号难求,该丛书的编写,补此缺憾,以惠及更多病患。

广东省医学会汇集了一大批知名专家教授。《中国家庭医生》杂志社在医学科普领域成就斐然,月发行量连续30年过百万册,在全国健康类媒体中首屈一指,获得包括国家期刊奖、新中国60年有影响力的期刊奖、中国出版政府奖等众多国家级大奖。

名医名刊联手,致力于大众健康事业,幸甚!

2016年4月

前 言

汪建平 | 中山大学附属第六医院胃肠肛门外科主任医师,教授
广东省医学会副会长,广东省医师协会副会长
中华医学会外科学分会结直肠肛门外科学组组长

随着经济发展和人民生活水平的提高,居民饮食习惯、久坐少动等生活方式日渐"西方化",再加上人口老龄化,我国大肠癌发病率不断上升,位居恶性肿瘤前三位,在大城市则居第二位,大肠癌逐渐成为一种常见病,我国已成为全球大肠癌发病人数最多的国家。

虽然当前人们都是"谈癌色变",但是大肠癌的发生和发展都需要经历一个相对较长的过程。从癌前病变"腺瘤"发展到腺癌通常需要 10 年左右的时间。在高危人群中进行筛查,可以使很多腺瘤来不及恶变就能被发现并处理,这是西方国家大肠癌发病率下降的根本原因。此外,这个漫长的过程还提供了治未病的机会,改变不良的生活方式和饮食习惯也有助于预防大肠癌的发生。

早期大肠癌治愈率几乎是 100%。如果大众能重视大肠癌早期的疾病信号,能够早期诊断、早期治疗,那么大肠癌也不可怕,其治疗只需要在肠镜下切除,或者做一个比阑尾炎手术还要简单的手术就能彻底解决问题。

倘若一经发现为中晚期,则治疗相对复杂,需要多个学科默契的配合。首先需全面诊断,了解清楚肿瘤的性

质,以及累及的范围,确立治疗的目的。这可能需要接受包括手术、化疗、放疗等在内的多种治疗方式,这些现代治疗手段可治好大多数的患者,同时还能很好地兼顾保留功能、改善外观、提高患者生活质量,从而使患者更好地融入和回归社会。不过,这个过程更需要患者的密切配合,治疗结束后还要继续注意定期复查等,没有"听话"的患者,就没有好医生,患者信任相当重要。

当然,目前网络媒体信息纷繁复杂,患者就医往往困惑无助,或病急乱投医,因此本书特设章节引导患者聪明就医,高效看病,寻找到最专业和最适合自己的大肠癌医生或医生团队。

本书通过生动活泼的图表、通俗易懂的文字从预防、筛查、治疗、术后恢复和生活方式对大肠癌患者进行了全方位的专业指导,并就如何保养肠道和健康生活才能跟大肠癌永远说"再见"进行了详尽的陈述。本书旨在帮助人们了解大肠癌,远离大肠癌。但愿每一位患者肠轻松,癌无踪!

2016年8月

目录 CONTENTS

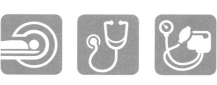

目录 CONTENTS

✉ **经典答疑**

目录

③

目录 CONTENTS

生活行为篇　这样做,才健康

目录 CONTENTS

名医访谈

关于大肠癌，他最想告诉患者三句话

采访:《中国家庭医生》杂志社
受访: 汪建平(中山大学附属第六医院胃肠肛门外科主任医师，教授，广东省医学会副会长，广东省医师协会副会长，中华医学会外科学分会结直肠肛门外科学组组长)

早上 8 点，记者在医院的办公室见到了年过六旬的汪建平教授。这位国内结直肠癌诊疗的权威专家，充满十足的活力，谈吐幽默，为人谦和。

汪建平教授曾任中山医科大学副校长、中山大学常务副校长，至今同事、后辈、学生仍然亲切地称他汪校。他与肛肠疾病打了 40 多年的交道，是中山大学附属第六医院首任院长、结直肠肛门外科首席专家，是国内诊疗结直肠癌的领军人物，任卫生部《结直肠癌诊疗规范》2010、2015 年版专家组组长。

40 多年的临床工作，汪教授诊治了数不清的大肠癌患者。谈到近几年大肠癌的发病率变化，汪教授感慨："中国大肠癌发病率是以每年 4.2% 的速度上升，2015 年中国新发病例 37.6 万。而如今美国的大肠癌发病率反而降低了。究其原因，是美国大肠癌的早期筛查工作做得好，老百姓也能积极配合。如果我们也能做到这一点，我国大肠癌的发病率会明显下降。"

汪教授想告诉大家，大肠癌是可以预防的。

大肠癌的二级预防最重要

大肠癌发展缓慢，发现大肠息肉，早切除。

通过改善生活方式来预防疾病，这是医学所说的一级预防。一级预防对任何疾病都有帮助，尤其对糖尿病、心脑血管疾病效果很好。但它不是特定针对预防大肠癌的，改善生活方式并不能将大肠癌的发病率显著降低。汪教授认为，健康的生活方式固然重要，但它的意义在于："好的生活方式能让我们重视健康，身体好，生活质量高。"

他特别说明，对于大肠癌来说，最有针对性、最有效的预防，是二级预防，即针对某种疾病的特有的预防方式。

他告诉记者，大肠癌和其他肿瘤不一样，它是消化器官中相对温和的癌症，相比于胰腺癌、肝癌等发展很快、比较凶险的癌症，大肠癌的治疗效果更好，也更容易预防。

80% 以上的大肠癌都是由腺瘤性息肉癌变导致，而从腺瘤性息肉到癌，一般需要经过 10~15 年的时间，发展得很缓慢。如果是早期发现并切除了腺瘤性息肉，就阻止了大肠癌的发生。

定期筛查是重要的预防方法

50 岁做人生第一次肠镜检查；免费的大肠癌筛查，要积极参与。

想要预防大肠癌，就要做有针对性的检查。

汪教授建议："无论男女，50 岁应该做人生第一次肠镜检查。如果是大肠癌的高危人群，不必等到 50 岁，就要做肠镜检查。"肠镜检查可以发现大肠息肉。

另外，现在在各大城市也逐渐开展了免费的大肠癌的筛查活动，面向全市市民。汪教授也建议："50 岁以上的人，无论男女，都应该积极参与。"大肠癌的筛查主要是检查大便，做大便潜血试验。

这项检查简单快捷方便。大便潜血靠仪器检测，比我们肉眼的要敏感得多,更容易发现大肠异常。检查大便潜血能更有效地发现早期大肠癌,对于预防大肠癌很有意义,更能节省时间和金钱。

汪教授指出,早期和晚期的大肠癌差别很大。"早期大肠癌是可以治愈的,Ⅰ期大肠癌可以达 93% 的治愈率。而发展到Ⅳ期大肠癌已经有远处器官转移了,想治愈就比较难了。"

大肠癌不可怕

中晚期的大肠癌,也不必悲观。

即便是Ⅳ期大肠癌带病生存仍有 2 年左右的生存期,如果转移灶能根治性切除,可达到 30%~40% 的治愈率。

大肠癌的转移、复发率很高,但仍应该积极治疗,尽量争取手术切除。拿肝转移来举例,在切除原发肠癌后,肝转移癌也要尽量进行手术切除。若手术成功,还能获得接近 40% 的生存率。这个数字相对于其他肿瘤发生的转移,乐观得多。

一些患者手术后还要接受放化疗,化疗一般提倡不超过半年。据汪教授介绍,现在在做调查研究,希望将化疗的时间再缩短一点,这样患者可以舒服很多。化疗药物也在不断研发高效、低毒的新药,也是为了让患者少些痛苦。

对于大肠癌的治疗,汪教授还想给患者们几点忠告:

1. 要充分信任医生,医生希望能够治好每个人。不要听信江湖郎中,误以为有"特效疗法",结果耽误了治疗时间。

2. 不要担忧太多,好的情绪和心态更有利于疾病的治疗和康复。

3. 不要乱交流,不要过多听过来者的意见,也不要随便传授给他人"经验"。因为每个人的病情不同,有效的方法也不一定适合每个人。

"医学还在不断发展,大肠癌的检查和治疗技术也在不断推陈出新,今后中晚期的大肠癌的治疗效果也会越来越好,也希望大家意识到,只要定期筛查,积极治疗,大肠癌并没有那么可怕。"

自测题

1. 什么样的人不容易患大肠癌? ( )

A. 久坐不运动

B. 家中亲人患大肠癌

C. 常吃粗粮,不吸烟饮酒

D. 爱吃油炸食物,无肉不欢

2. 关于肠镜检查,哪个是正确的? ( )

A. 无论男女,过了50岁就检查

B. 没有不舒服就不用查

C. 检查一次没有问题就不用再查了

D. 肠镜检查要每年都查

3. 哪些表现提示可能患大肠癌? ( )

A. 以前排便很规律,现在便秘、拉肚子经常出现

B. 大便中有血

C. 便便很细,总感觉没排完全

D. 以上都是

4. 关于大肠息肉的说法,哪个是正确的? ( )

A. 大肠息肉都是良性的,不用管

B. 发现息肉应该尽早切除

C. 大肠息肉不会变成大肠癌

D. 息肉切除后,不用再去复查

5. 关于大肠癌的说法，哪个是正确的？（ ）

A. 大肠癌大多数由大肠息肉转变而来

B. 大便频率和性状有改变，就要小心大肠癌

C. 大便潜血试验能发现大肠癌

D. 以上都对

6. 关于大肠癌的检查方法，哪个是正确的？（ ）

A. 肛门指检可以不用查

B. 成年人不必做大便潜血试验

C. 大便习惯有改变，要查肠镜

D. 肠镜需要每年都查

7. 关于治疗大肠癌的说法，哪个是正确的？（ ）

A. 首选方法是手术，切除癌变部位

B. 化疗可以替代手术治疗

C. 需要开腹手术

D. 手术后不需要放疗、化疗

8. 对于低位直肠癌保肛手术的说法，哪个是正确的？（ ）

A. 男性、体型肥胖的人更易保肛

B. 癌变组织距离肛门3厘米以上，可以保留肛门

C. 肿瘤大，与周围器官关系密切，仍可以保肛

D. 保肛手术后，排尿和性功能完全不受影响

参考答案：

1.C　2.A　3.D　4.B

5.D　6.C　7.A　8.B

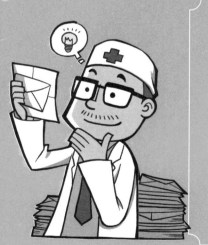

慧眼识病

基础篇

PART 1 ▶
一图读懂大肠癌

肠道——
腹腔里的"九曲十八弯"

肠道这条九曲十八弯的"山路"从前到后分成十二指肠、空肠、回肠、结肠、直肠，最后连接出口——肛门。

① **口腔**：牙齿咀嚼，粉碎食物。

② **食道**：将食物运输到胃里。

③ **胃**：搅拌混合食物,分泌胃液和胃蛋白酶分解食物。

④ **十二指肠（小肠的一部分）**：通过蠕动运输食物，同时接受来自胰腺的胰液和来自肝脏的胆汁，并将它们混合在食物中，帮助空肠和回肠消化吸收食物。

＊**肠道通过从前向后的收缩产生一股推力，将食物从十二指肠慢慢推向下一段肠道，成为肠内容物，这种推力被称为肠道的蠕动。**

⑤ **空肠、回肠（小肠的一部分）**：消化吸收食物,吸收大部分的营养成分和水分。

⑥ **大肠**：主要功能为吸收水分,将食物残渣变成粪便储存,并排泄出去。

⑦ **肛门**：排出粪便。

大肠癌，来势汹汹

大肠癌，越来越常见

据《2011 中国肿瘤登记年报》的数据显示，我国大肠癌发病率逐年上升，从 2003 年的 13.45/10 万上升至 2008 年的 14.62/10 万，再至 2010 年的 16.14/10 万，呈快速增长态势，可谓来势汹汹。

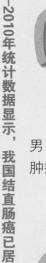

——2010 年统计数据显示，我国结直肠癌已居——

男性恶性肿瘤第 3 位

女性恶性肿瘤第 2 位

从年龄趋势上看——

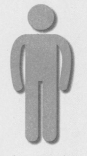

40 岁以下青年人发病率处于较低水平，但逐年增高，而且预后往往不佳

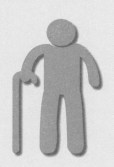

80 岁以上的老年人高发

我国大肠癌，呈现明显的地域分布——

流行病学研究表明：

· 经济较发达的东部地区，发病率明显较中西部高；

· 城市居民较农村居民，更易患大肠癌。

发病因素，你占几个

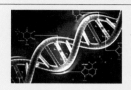

遗传因素（如家族性腺瘤性息肉病、大肠癌家族史）。

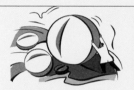

肠道疾病（如结肠息肉、慢性结肠炎）。

因素

饮食因素（如油炸、烟熏、腌制、烧烤等食品，以及肥肉、动物油等高脂饮食）。

生活方式（如吸烟、饮酒、不运动）都可促进大肠癌的发生。

保持健康生活方式

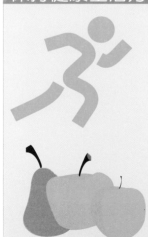

常运动，别久坐

　　久坐也是不利因素。城市人，特别是白领群体，白天坐一整天，上下楼用电梯，出门坐车，几乎没有运动，时间长了，肠子就会"抗议"。

多吃新鲜蔬果

　　蔬菜、水果富含膳食纤维，适当摄入膳食纤维，有助于预防大肠癌。

饮食"**五过**",易招肠癌

在大肠癌致病的相关因素中,饮食扮演着重要角色。现代人的饮食方式有以下几个特点,易导致大肠癌的发生。

吃得过精

精米白面含糖量高,可影响血糖和血脂水平。这些因素可直接或通过胰岛素等多种激素间接作用于大肠上皮细胞,诱发癌变。

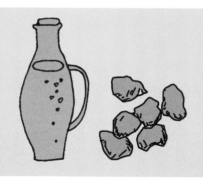

吃得过油

吃得过油可刺激胆汁分泌,使大肠中厌氧菌增加,从而促使致癌物被激活。此外,胆汁酸经细菌的作用,可生成石胆酸等致癌物。

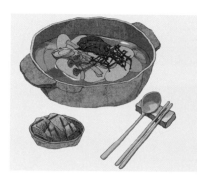

吃得过荤

　　高动物蛋白饮食中，氨基酸经细菌分解，可产生致癌物质或形成辅助致癌物质，从而诱发肠道肿瘤。

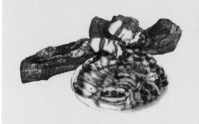

吃腌制食品过多

　　腌制食品所富含的亚硝胺为强致癌物质，哪怕是每次摄入小剂量，长时间接触也可致癌。

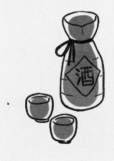

饮酒过量

　　高浓度的乙醇可以使消化道黏膜表面的蛋白质变性，从而增加肿瘤的发生概率。

最易被忽视的**大肠癌**

排便异常，该做哪些检查

如果发现自己有血便，或是腹泻、便秘等情况，且迟迟不好，就要警惕，要及时去医院做检查。

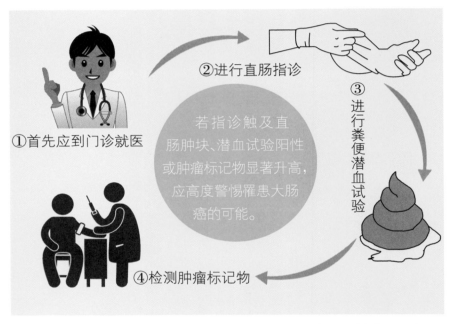

①首先应到门诊就医

②进行直肠指诊

③进行粪便潜血试验

④检测肿瘤标记物

若指诊触及直肠肿块、潜血试验阳性或肿瘤标记物显著升高，应高度警惕罹患大肠癌的可能。

粪便潜血试验和肿瘤标记物检测存在一定的假阴性率，因此，即使这些无创检查结果为阴性，也不能排除罹患大肠癌的可能。

病理检查，确诊大肠癌

如果血便和腹泻、便秘等症状持续存在，也应该行结肠镜检查以明确病因。

病理检查是诊断大肠癌的金标准，显微镜下见到癌细胞即可确诊大肠癌。

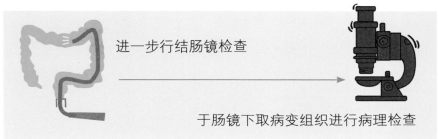

进一步行结肠镜检查

于肠镜下取病变组织进行病理检查

确诊后，继续检查

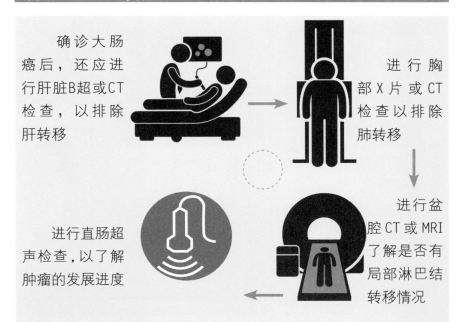

确诊大肠癌后，还应进行肝脏B超或CT检查，以排除肝转移

进行胸部X片或CT检查以排除肺转移

进行盆腔CT或MRI了解是否有局部淋巴结转移情况

进行直肠超声检查，以了解肿瘤的发展进度

通过这些检查医生可对大肠癌进行术前分期，制订治疗方案。

PART 2 ▶
大肠是这样工作的

大肠绕腹一周，是条"粗管子"

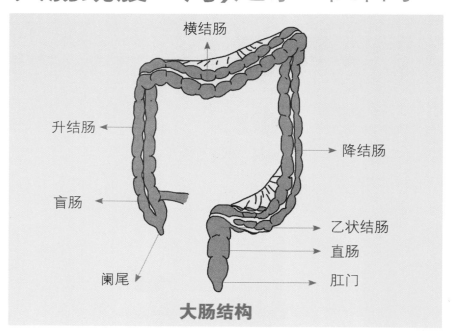

横结肠

升结肠

降结肠

盲肠

乙状结肠

直肠

阑尾

肛门

大肠结构

　　大肠全长 1.5 米，是一条直径为 5~8 厘米的"粗管子"。大肠在空肠、回肠的周围形成一个方框结构，从前到后分为盲肠、结肠和直肠三段。

　　大肠的起始位置在右下腹，按顺时针方向呈"M"形绕腹一周，最后通至肛门。

加工便便的大肠

大肠的吸收功能并不如小肠,当小肠中的内容物进入大肠之后,只有其中的水、盐和维生素等可以被大肠吸收。大肠干得最多的就是脏活累活——为便便做"美容"、搬运便便,另外,臭屁也是在大肠产生的。

便便在小肠末端时,还未成形,含水分和电解质较多,外表有别于最终排出的便便,稀稀的,颜色偏淡。当未成形的便便来到大肠后,其中大部分的水分和盐分会被大肠吸收,并被藏在大肠内的细菌分解。于是,被细菌分解的原始便便和肠黏膜的分泌物、脱落的肠上皮细胞及大量的细菌一起组成"终极便便"。

便便是怎么排出来的

"终极便便"没长腿,不可能自己移动到肛门处,那么这些"终极便便"是怎样被移动到肛门的呢?这得归功于大肠的另外一个作用:搬运便便。大肠有两种搬运的办法:一种是混合运动,但其频率较慢,这与大肠主要是吸收水分和暂时贮存粪便的功能相适应。另一种是"集团运动",这是一种进行很快且移行很远的强烈蠕动,这种运动每日发生 3~4 次,通常发生于饭后。"集团运动"常自横结肠开始,可将一部分大肠内容物一直推送到结肠下端,甚至推入直肠,引起便意。

当"终极便便"被搬运到直肠之后,便会刺激直肠,直肠通过神经通路将刺激直接传到大脑,于是我们便产生了想排便的感觉。

肛门的三个作用

肛门连接着肠道，主要有三个重要作用。

① 释放出人体肠道中的废气，即排气，也就是"放屁"。
② 清理出人体肠道中的废物，即排泄。
③ 使便便分段排出。

排泄便便是肛门的本职工作，当便便到达"关口"时，肛门通常会为我们"抵挡"一阵，等我们找好位置脱下裤子后才对便便"放行"。如果我们对肛门的"呼救"置之不理，后果就是肛门被"攻陷"，这种情况常出现在孩子身上。成人对肛门的控制是很在行的，有时有了便意，因为在忙些自认为比排便更重要的事情，比如开会和睡觉，就让便便在大肠内耽搁了过久，于是便便所含的水分被大肠吸干，变得干硬，就有可能形成便秘。长时间的便秘会让肛门遭受创伤，形成痔疮。

肛门还有一项特殊功能，就是使便便分段排出。这并不是我们的肛门过于"顽皮"，故意将便便夹成几节，而是肛门排便的一种反应。通过腹腔的部分肌肉和肛门括约肌的配合，大肠里的便便就会被分段排放出来。

当我们不排便时也可以进行提肛运动，这样做能防治脱肛、痔疮，也能增强男性性功能，有利于改善阳痿、早泄，对遗尿和尿频等疾病也有一定疗效。

神经是支配肠道的 "大 BOSS"

　　我们的肠道能够正常工作,靠的是自主神经的支配。自主神经与我们自己的意识无关,会对外部受到的刺激与体内接收的信息产生反应,并且调节身体状态,使之适应相应的变化。

　　自主神经有两种,一种是交感神经,运动或精神兴奋可以使其活跃。交感神经可以使心跳加快,呼吸加速,调动我们身体的兴奋性,使身体处于临战状态,但是交感神经活跃的时候,却会抑制消化器官的活动。

　　人们感到兴奋或是有压力时,就会食欲不振,并且出现腹泻或便秘的症状,这也是交感神经兴奋过度造成的。

　　另一种是副交感神经,它是在睡眠以及精神放松的时候起作用的。一旦副交感神经处于优势地位,大肠的蠕动活动就会变得活跃,消化液的分泌也会加快。

　　从交感神经支配转换到副交感神经支配,这其中的关键枢纽就是放松精神,消除紧张。

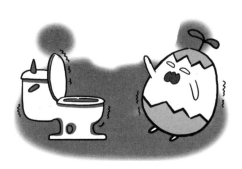

自主神经不平衡
对大肠的影响

由前文可见，交感神经和副交感神经在消化系统调节中起的是相反的作用。如果两者不能保持平衡，那么肠道的工作就会受到影响。

自主神经也有自己的"BOSS"，那就是下丘脑，而下丘脑很容易受到我们喜怒哀乐等情绪的影响，因此，人们一旦有了紧张、不安、焦虑、愤怒等消极情绪，就会波及自主神经的运动，这也自然会影响肠道的工作效率。

所以，肠道的工作状态要看人们的心情，如果心情好，它工作起来就很顺利；如果心情不好，或过于紧张，肠道工作起来也就"小心翼翼"，还会出现反常，让你吃不少苦。

此外，不仅仅是精神压力，睡眠不足和不规则的生活也会打乱自主神经运动，使交感神经和副交感神经的平衡失调。

我们的大肠是一种难以承受压力的内脏器官。当我们的大脑感受到来自各方的压力时，这种刺激就会传到肠道，大肠运动就会变得缓慢，容易发生便秘和腹泻等排便异常，有些人还会出现腹痛的症状。

　　另外，肠道接收到大脑的刺激并异常工作后，还会反过来给大脑传递压力信号，造成恶性循环。大脑与肠道的这种关系就叫脑肠互动。大脑的烦恼会传给肠道，而肠道的问题也会直接反馈给大脑。

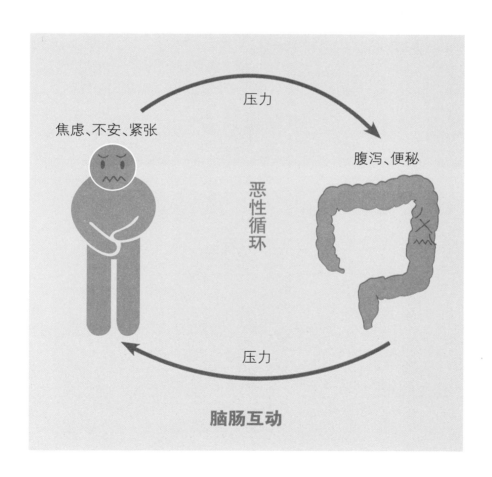

焦虑、不安、紧张

压力

腹泻、便秘

恶性循环

压力

脑肠互动

肠内的**细菌部落**

　　肠内有着数目庞大的细菌,我们常常误认为细菌只会让我们生病,实际上,绝大多数的细菌是不会对我们发动攻击的。在我们体内,多数种类的细菌都是好细菌,是保卫人体的"好细菌部落",对我们的身体有益无害。并且,这些细菌是协助大肠工作的好伙伴。

　　肠内细菌会以未完全消化的食物残渣为营养进行繁殖,分解、发酵食物残渣,形成粪便与垃圾。

　　还有一小部分细菌是"坏细菌部落",当它们的数量增多时,就有可能使我们生病。

　　"好细菌部落"和"坏细菌部落"共同组成了人体内的正常菌群。正常情况下,"好细菌部落"比"坏细菌部落"的"人口"要多很多,当它们相安无事的时候,我们的身体便处于健康状态。当少量外来的致病菌进入肠道后,因为"食物"被正常菌群抢光,没有办法生存,常常无法进行大量繁殖,也就无法使人生病。

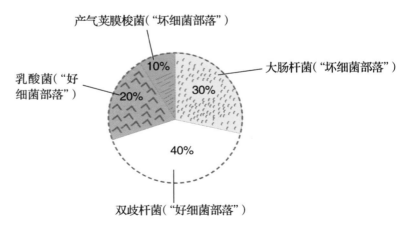

产气荚膜梭菌("坏细菌部落")

大肠杆菌("坏细菌部落")

乳酸菌("好细菌部落")

10%

30%

20%

40%

双歧杆菌("好细菌部落")

健康状态下的肠内菌群

PART 3 ▶
不要错过这些疾病信号

健康的便便什么样

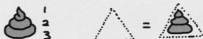

标准型：

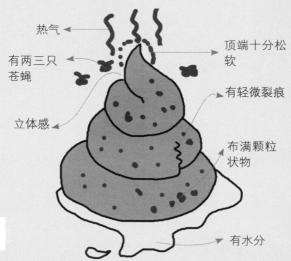

热气

有两三只
苍蝇

立体感

顶端十分松软

有轻微裂痕

布满颗粒状物

有水分

理想型：

香蕉型

从**便便的性状**看身体状况

便便来自我们的身体。观察其"长相"能让我们更加了解肠道的健康状况。

正常的便便水分含量很高，约为 70%，一般不超过其总重量的 85％。便便里水分的含量决定了它的模样。标准的便便应该为圆柱形，长 10~20 厘米，直径 2~4 厘米。

当消化道出现各种不同的疾病时，便便会发生形形色色的改变。从外观看，可分为成形便（排到便器中仍保持固定形态）、水样便、硬便（常呈粒状，常被形容为羊粪状）、脓血便和黏液便（排出很多如鼻涕样黏液覆于粪便表面，甚至全为黏液）。

硬便：便秘时，由于便便在肠子里停留的时间长，水分被吸收，会变得又干又硬，有时候会又粗又长，有时候会变成羊粪蛋一样。

水样便：就是我们常说的"跑肚拉稀"。一些肠道传染病、细菌性食物中毒或小儿中毒性消化不良，都会导致大量水分伴随着不完全消化的食物一同排出，使便便呈水样或稀粥样。

蛋花汤样便：属小儿特有，当患有秋季腹泻、中毒性消化不良等疾病时，排出的消化不良的奶块把便便摆弄成了"蛋花汤"，无臭味，有时还会带点绿色。

黏液脓血便：若患有细菌性痢疾、致病性大肠杆菌肠炎、溃疡性结肠炎和结肠癌等，患者的便便中就常含有黏液、少量

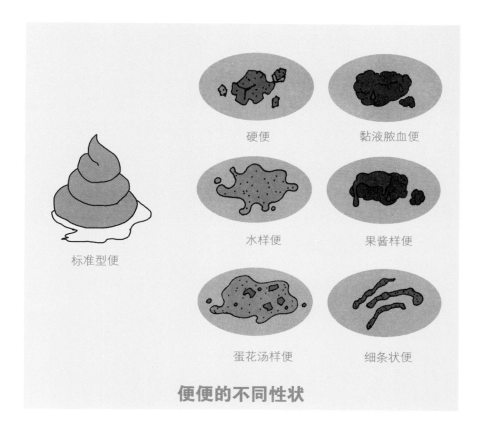

硬便　　　　　　黏液脓血便

水样便　　　　　　果酱样便

蛋花汤样便　　　　　细条状便

标准型便

便便的不同性状

脓和血。患有细菌性痢疾时，患者每天排便可达十几次到几十次，便便前常有阵发性腹痛，每次排便量很少，但便后总有排不完全的感觉，医生经常说的"里急后重"就是这个意思。

果酱样便：当结肠钻进了很多小小的阿米巴寄生虫时，肠黏膜会被阿米巴原虫分泌的溶组织酶破坏而大量坏死和出血，使便便呈"果酱样"，通常量多而伴有恶臭。

细条状便：扁平的带状长条状便便往往提示肠管下端狭窄，可能发生如直肠癌或直肠、肛门狭窄。

从**便便颜色**看肠道状况

　　正常便便的颜色大多为淡黄至淡褐色，最完美的是金黄色的香蕉便，但在如今这个食肉多、食素少的时代，完美的香蕉便已经是"可遇不可求"了。

　　即使是健康人的便便，颜色也不是固定的，在患病时，便便的颜色就更是"五颜六色"了。不同的疾病，便便的颜色也不一样。有时候，我们可以通过观察其色来大致了解自己的健康状况。

　　红色：如果下消化道出血，如大肠、肛门出血，常会看到被鲜血染红的红色便便。引起出血的原因可为溃疡性结肠炎、痢疾、肿瘤等，尤其应警惕结肠肿瘤。很多早期大肠癌患者最先发现的症状都是血便。

　　黑色：一般发黑乃至发亮、油光的黑色便便，多是因为上部消化道溃疡病、肝硬化、胃癌等引起的出血所致，医生常称这种便便为"沥青样便"。有时候，服用某些药物（如中药或铋制剂）也可使便便发黑，但很少会发亮。吃带有动物血的食物，便便也会呈现沥青样发亮。

　　陶土色：胆汁完全或部分排不到肠道内，不能参与便便颜色的形成，所以便便色如陶土，常说明胆道系统发生了阻塞（如胆结石、胆道肿瘤等）。因为胆汁排不出去，常会进入血液中，这类患者多伴有黄疸，常常可见脸色、巩膜发黄。

　　绿色：如果不是吃绿色蔬菜太多，绿色便便多就说明胆汁经异常通道进入了肠道。

不要错过**疾病的信号**

　　便秘、腹泻是最常见的排便异常情况,即使肠道健康的人,也会偶尔出现便秘、腹泻。一般来说,一天排便一次是比较多见的,但也有人两三天排一次便,而且长久以来都是如此,已成为习惯,这也没有太大问题。假如出现腹痛或腹泻,但只要排便后这些症状就消失,那么也无须特别担心。

●排便习惯改变

　　我们需要担心的是,自己的排便习惯改变了。排便习惯的改变是大肠癌最常见的表现。比如之前很少拉肚子或便秘,最近很长一段时间里,拉肚子或便秘的情况却十分频繁;或是之前一天只排便一次,如今却要一天三五次地跑厕所。一旦出现这些排便习惯的改变,不要觉得"这只是便秘,只是拉肚子而已,没什么大事",而最好要及时去医院进行检查。

●血便

　　除了排便异常,粪便中混杂着血液的血便也是发生疾病的标志。很多人往往误以为造成血便的是痔疮,也不当回事。然而,有时候这些情况会包含着癌症等重大疾病的信号,不能自己轻易判断。

●便秘与腹泻交替发生

　　排便异常和血便是大肠癌的典型症状。若是在乙状结肠和直肠等靠近肛门的位置发生癌症,那么肠道会变得狭窄,粪便不易通过,就导致粪便变细或便秘。同时,由于肠道变窄,为了将粪便从肠道中挤出来,大肠就得更卖力地促进排便,肠道运动就变得活跃,因而导致了腹泻。所以,在大肠癌的发展过程中,常是便秘与腹泻交替发生。

　　而在粪便通过已有癌症的肠道时,会摩擦病灶表面,从而引起血便。如果持续出血,还会导致贫血。

以上所说的，我们可以发现的身体异常状况，已经是大肠癌发展到一定阶段了，而在大肠癌早期，人们几乎感觉不到任何症状，所以，过了 50 岁，最好每年接受一次便潜血检查，以确认粪便中是否混杂血液，了解自己肠道的健康状况。越早发现大肠癌，治愈机会越大。

● **持续腹泻**

正常粪便的含水量为 70%~80%，呈香蕉状，半干，一旦水分超过 80%，便便就会变软，如果水分达 90% 以上，则是腹泻。

因大肠癌导致的腹泻，常常水性粪便中还混杂着血液，排便后还有粪便残留的感觉，而且腹泻与便秘交替、反复发生。像急性肠胃炎、食物中毒、流感等引起的腹泻，通常几天内就会好转痊愈，但是，如果未痊愈的情况持续很久，就可能是肠易激综合征、溃疡性大肠炎或大肠癌，要去医院检查。

● **便便很细，排便后感觉没排完全**

若是平时排泄的便便较粗，突然间就变成了铅笔一般粗细的粪便，这种情况有可能是大肠癌导致的，且很可能是在肛门附近的直肠发生了癌变。肿瘤一旦变大，就会影响便便排出，使之变细，且一次不能完全排尽，总是感觉想排又排不完。

所以，一旦持续一段时间排出的均为柔软的细便，并且总有排不尽的感觉，就要特别注意，需要接受内镜检查。

小贴士：大肠癌的症状

便秘、腹泻反复发生	有血便和便血
粪便细	腹部有硬块
总感觉排便没有排完全	腹痛
有贫血症状	

引发大肠癌的**不良生活方式**

在中国,每年有 14 万人被确诊为大肠癌,且发病率每年递增 2.5%~5.0%,远远高于 2% 的全球平均水平。日常不良生活方式,在大肠癌的发病中占据很高的权重——

三餐不定、缺乏膳食纤维

有调查显示,不规律的作息和饮食,导致 32% 的白领存在肠、胃、肝脏等消化系统问题;压力过大、经常三餐不定时进食者,发生大肠癌的危险是正常人群的 2~3 倍。

膳食纤维被营养学家称为"没有营养"的营养,因为它吸水后膨胀,可润滑肠道,以粪便的形式裹着肠道毒素排出体外,不给身体留下热量。如果缺乏膳食纤维,粪便在肠道内停留的时间就会延长,造成肠道对废物的再次吸收,长此以往,患大肠癌的概率将大大增加。

危险指数:★ ★ ★ ★ ★ ★ ★

无肉不欢

一旦摄入的肉类超过人体的需求,多余的营养物质就会成为细菌滋生的温床。在细菌的作用下,肉类中富含的蛋白质、脂肪等物质迅速腐败,产生对健康极为有害的物质。肠黏膜长期遭受有害物质的"熏染",导致"炎症—坏死—再生"的过程不断循环,黏膜细胞在修复过程中一旦走上"歧途",就会发生恶变。

危险指数:★ ★ ★ ★ ★ ★

久坐不动

不少年轻人在办公室久坐，在家里宅，出门以车代步，这也是大肠癌形成的原因之一。

国内外多项研究发现，肥胖（尤其是腹型肥胖）是独立的大肠癌的危险因素；体力活动过少，也是诱发该病的危险因素；长期或经常处于坐位的职业类别者，患大肠癌的危险性是一些体力劳动者的 1.4 倍。有专家把这类在办公桌前坐出来的大肠癌称为"办公桌工作癌"。

危险指数：★ ★ ★ ★ ★

长期便秘

经常性便秘也可能是中老年人患大肠癌的主要诱因之一。便秘使排泄物在大肠内停留的时间长，结肠过多地吸收排泄物中的致癌物质。因此，长期便秘可诱发肠癌。美国科学家对 424 名大肠癌患者和 414 名非大肠癌患者进行了研究。结果发现，有便秘者，大肠癌发病率是正常人的 4 倍多。

危险指数：★ ★ ★ ★ ★

肠道疾病

结肠息肉患者，特别是家族性大肠腺瘤性息肉，其本身就是癌前病变——有接近 80% 的大肠癌是经过腺瘤性息肉转变而来的。家族性息肉综合征大多为常染色体显性遗传，患遗传性腺瘤病者发生大肠癌的可能性极大。

慢性溃疡性结肠炎患者，由于大肠长期受慢性炎症的刺激而恶变成癌，病程超过 10 年者，发生大肠癌的危险性较一般人群高数倍。

有家族肠癌遗传病史的人群（这里主要指直系亲属中有患大肠癌者），特别是连续两代以上都有的、患病年龄在 50 岁以下者，其后代患大肠癌的风险概率比普通人群高出约 20 倍。建议有家庭史的人进行定期肠镜检查，以及做与肠癌相关的肿瘤指标检测。

危险指数：★ ★ ★ ★

喜食油煎、烟熏、火烤食品

无论是油煎、烟熏还是火烤，烹调温度都很高。高温虽然催生了食物特殊的风味，但同时也催生了大量对健康有害的致畸、致突变物质。偶尔食用这些物质并不会产生明显危害；但若长此以往，情况就难以预料了。

危险指数：★ ★ ★

吸烟

烟草燃烧能够产生很多致癌物质，有一些物质会留在胡须、嘴唇、口腔里。致癌物质伴随食物进入消化道。长期摄入致癌物质可能导致基因突变，产生癌变。因此，吸烟也是诱发大肠癌的危险因素。

危险指数：★

炎症性肠病要警惕，
易变大肠癌

目前，炎症性肠病发病率越来越高，跟普通肠胃炎不同，炎症性肠病（即 IBD，包括克罗恩病与溃疡性结肠炎）是慢性病。

这种肠炎并不是感染了某种细菌或病毒而导致炎症，而是由于自身免疫系统出了问题，不断攻击自己的肠道组织所导致的特殊慢性炎症性疾病。

发病时具体表现也比一般"胃肠不太好"要严重得多：早期腹痛、腹泻，反复发作的黏液脓血，严重时甚至会发生肠梗阻、肠穿孔、瘘管形成等，还常伴有发热、营养不良、贫血等症状。

而更严重的后果是，炎症反复刺激肠道，使肠黏膜发炎、变性，最终可能逐渐诱发癌变。国外有关数据显示，这种终身性肠炎癌变的概率为 10%——在医学领域，这表明有很高的相关性。

以前，肠炎多属消化内科疾病，可通过吃药控制炎症；后来医生发现，手术切除严重炎症的结直肠，治疗效果更好。10%~30% 的克罗恩病和 70% 的溃疡性结肠炎患者，一生中至少需进行一次手术治疗。

一旦确诊了炎症性肠病便要及时治疗，这也是大肠癌的预防之道。

溃疡性结肠炎

"我都便血好几年了,结肠镜诊断为溃疡性结肠炎,医生治疗后症状好了一点。可是没想到 3 个月后又复发了,而且还是血水样粪便,每日 6~7 次,人瘦得厉害。"

溃疡性结肠炎是一种"患者腹痛、医生头痛"的病。典型的症状有腹痛、脓血便、腹泻、下坠感,重者可有发烧、贫血,发作间期症状可以缓解。而少数患者症状持续,令其痛苦不堪。

不坚持积极、系统、合理的综合治疗,就容易复发。一般来说,急性期治疗应不少于 4 周,缓解期治疗至少要 6 个月,维持治疗时间一般不少于 1 年。

更要注意的是,慢性溃疡性结肠炎患者,由于大肠长期受慢性炎症的刺激可恶变成癌,病程超过 10 年者,发生大肠癌的危险性较一般人群高数倍。

克罗恩病

克罗恩病只是名字怪,其实是一种比较常见的胃肠道疾病,是以发现此病的外国人克罗恩(Crohn)来命名的。

克罗恩病主要表现为右下腹或肚脐周围隐痛,排烂便(即大便不成形),一般无明显的脓血便,有腹部包块、瘘管形成和肠梗阻表现,可同时有发热和营养不良,以及关节、皮肤、眼、口腔黏膜、肝胆道病变等。目前发现,吸烟、高糖饮食、多吃快餐的人群更易患此病。

在治疗上,克罗恩病和溃疡性结肠炎有些不同。前者的肠道病变是节段性的、多部位的,一般都是出现并发症或内科治疗无效时才会考虑手术,术后常会复发;而后者肠道病变是连续的,如果切除全部结直肠,可认为是外科根治。

PART 4 ▶
大肠癌是一种什么样的疾病

大肠癌最容易被忽视

　　早期的大肠癌往往都没有什么症状,很容易被人忽略,但如果用心留意自己的健康状况,大肠癌是有迹可寻的:近期内出现持续性的腹部不适、隐痛、腹胀,正常的排便习惯变为腹泻和便秘交替出现,虽然便意频频却无粪便排出、肛内不适有坠胀感,粪便带脓血或黏液,原因不明的贫血或体重减轻,腹部肿块,等等。以上症状与肠易激综合征的症状非常相似,只有便血除外。如果出现上述任何一种症状,虽然不用恐慌,但也切莫轻视,还是早点请医生检查为好。记住,轻敌乃兵家之大忌,特别是涉及自己的健康问题。

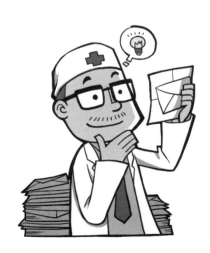

最好治的**肿瘤**

大肠癌来势汹汹，不过医生总会说，比起其他肿瘤，患大肠癌是不幸中之大幸。

这不是安慰之词。在众多恶性肿瘤中，大肠癌的治疗效果可以说是最好的，只要早期治疗，治愈率甚至超过九成。

其原因一方面在于肿瘤本身的特点，另一方面，治疗技术的进步更为重要。

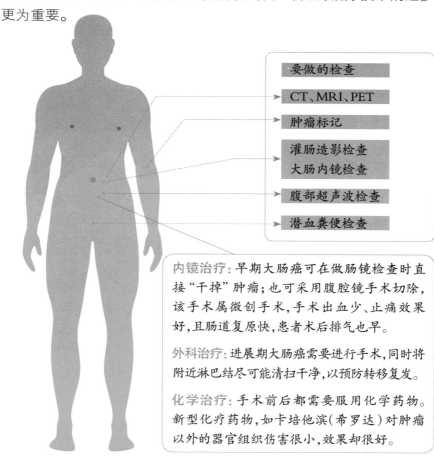

要做的检查

CT、MRI、PET

肿瘤标记

灌肠造影检查
大肠内镜检查

腹部超声波检查

潜血粪便检查

内镜治疗：早期大肠癌可在做肠镜检查时直接"干掉"肿瘤；也可采用腹腔镜手术切除，该手术属微创手术，手术出血少、止痛效果好，且肠道复原快，患者术后排气也早。

外科治疗：进展期大肠癌需要进行手术，同时将附近淋巴结尽可能清扫干净，以预防转移复发。

化学治疗：手术前后都需要服用化学药物。新型化疗药物，如卡培他滨（希罗达）对肿瘤以外的器官组织伤害很小，效果却很好。

医生最易**发现**的肿瘤

当然,即使大肠癌治疗技术发展迅速,尽早发现仍是最好的。

大部分大肠癌是由息肉转变而成的。这听起来似乎很可怕,却未尝不是好事。通过肠镜检查一般都可发现息肉,而息肉癌变时间需5~10年,在未恶化前切除,便可逃过一劫。

此外,我国大肠癌有六成是直肠癌,其中又有80%以上在距离肛门8厘米以内,直肠指检便可发现。医生们常常戏言,一个"举手之劳",就能及早发现一半大肠癌患者。

最好预防的肿瘤

好发现、好治疗,但是,最好还是要防患于未然。

我们总埋怨诸多不良环境带给我们身体许多威胁,不过大肠癌的高发,却更多地要先责怪自己一番。因为它的发生发展,并不仅仅像细菌、病毒入侵那样带来伤害,主要的原因是我们没有节制的高能量饮食,以及相对较少的运动消耗。新西兰曾有调查发现,大肠癌发病率与牛肉消费量成正比!

能找到自身原因,意味着改变自己就能改变部分不好的结果,这比起改善环境来说显然更可行。大肠癌的发生,"就像是好孩子变成坏孩子的过程",及时发现这个过程就能给我们提供改善健康状况的机会。

早发现、早治疗，
大肠癌没那么吓人

人的大肠长约 1.5 米，只占整个肠道的一小部分，但它却是发生肠道肿瘤的高危地带。在肠道中，小肠对癌症有天生的抵抗力，很少会发生肿瘤。大肠可没这么幸运，它的各个部分都可发生癌肿，最常见的部位是直肠，其次是结肠。

据统计，80％的大肠癌是大肠息肉转变成的。

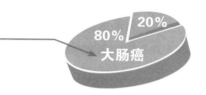

生存率

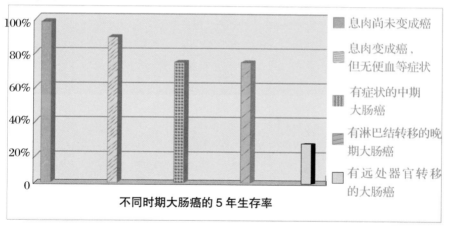

不同时期大肠癌的 5 年生存率

- 息肉尚未变成癌
- 息肉变成癌，但无便血等症状
- 有症状的中期大肠癌
- 有淋巴结转移的晚期大肠癌
- 有远处器官转移的大肠癌

息肉转变成癌的过程，大概需要 5~10 年，若在该阶段治疗，效果最好，绝大多数可治愈；若是发展到晚期大肠癌，不仅 5 年生存率不足 50%，且治疗后更易复发。

如此看来，早发现早治疗，对大肠癌患者来说多么重要！

什么样的息肉容易
演变成大肠癌

　　大肠息肉会不会癌变呢？对于这个问题，既不能简单地说"会"，也不能笼统地回答"不会"。为什么呢？因为这与息肉的类型密切相关。

　　大肠息肉通常可分为两大类：一类是腺瘤，有可能发生癌变，叫作腺瘤性息肉；还有一类基本上不会成癌，称为非腺瘤性息肉。

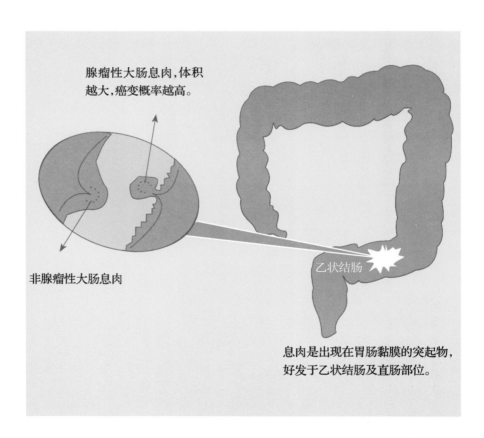

腺瘤性大肠息肉，体积越大，癌变概率越高。

非腺瘤性大肠息肉

乙状结肠

息肉是出现在胃肠黏膜的突起物，好发于乙状结肠及直肠部位。

有一种"家族性腺瘤性息肉病"，这类患者具有非常明显的家族史，其祖父母、父母、兄弟姐妹等亲属，可能都是大肠癌患者。

患者从十几岁开始，肠道里就开始有息肉，随着年纪的增长，息肉数量越来越多，癌变的可能性越来越大，需要尽早治疗。

家族性腺瘤性息肉病患者的情况比较特殊，他们的肠道里，往往密密麻麻地长着成百上千颗息肉，在内镜下逐一切除不太实际，通常需要进行全大肠切除。

家族性腺瘤性息肉病的特点

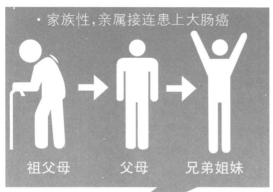

· 家族性，亲属接连患上大肠癌

祖父母　　　父母　　　兄弟姐妹

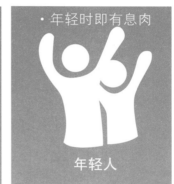

· 年轻时即有息肉

年轻人

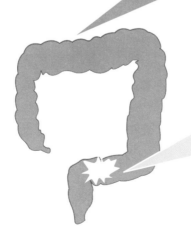

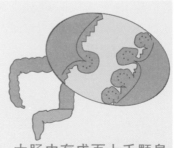

· 大肠中有成百上千颗息肉时，通常需要进行全大肠切除

息肉早切莫迟疑

大肠息肉特别擅长施展"隐身术",它引发的症状无特异性,即使部分患者出现大便习惯改变、黏液便或便血等症状,也常常被人们误以为只是肠胃问题或痔疮。

不少患者等到出现黏液血便、腹痛、腹部包块甚至肠梗阻等症状时才匆匆就诊,医生检查后,才发现不仅有大肠息肉,而且息肉已经发生癌变,甚至已发展到晚期。

肠道息肉越大,癌变的机会也越大。**一旦息肉超过 2 厘米,癌变的概率就很大,所以,为确保安全,若是结肠镜检查发现了 5 厘米以上的息肉,就需要立即切除,目的是预防息肉癌变。**

特别提醒

切除大肠息肉后,如果患者仍然没有改变不良饮食习惯,大肠息肉很可能会复发,因此,建议术后定期进行肠镜检查。

链接 | 切除息肉,无须开膛破肚

进行肠镜检查时,如果发现肠道里只有少量小息肉,而病理检查结果显示没有癌变,就可以同时进行息肉切除,一般不到一个小时就可以完成。术后患者只需稍作休息,当天就可下床,通常不必住院。

著名的肠息肉患者——美国前总统布什第三次切除大肠息肉时已经 61 岁,做完手术后当天就恢复活动,还兴致勃勃地和他的狗一起玩耍。

不过,如果发现大肠息肉已经癌变,则需要检查癌症的范围,确定日后进行手术和化疗的详细方案。

平坦的**大肠黏膜**,也会癌变

大肠癌有两类,一类是息肉慢慢变大后形成的癌症,另一类是大肠黏膜直接癌化。我们关注较多的是息肉引起的肿瘤。其实,我们的大肠即使没有任何息肉,平坦的黏膜表面也会发生癌变,这种就叫作原发癌。

原发癌与息肉的不同之处就是外形。息肉是大肠黏膜表面疙瘩状的凸起,原发癌则是大肠黏膜上出现的凹陷。息肉是慢慢恶化,而原发癌从一开始就是恶性的,并且发展速度很快。因此,原发癌不管多小,一旦发现就要在第一时间将其切除。

原发癌相对息肉而言,发现比较困难,但如今结肠镜检查技术的进步可以让医生通过它来发现原发癌。

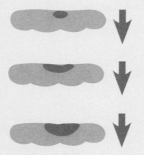

原发癌症

大肠黏膜表面凹陷,一开始即为恶性,且发展迅速,发现就要立即切除病变肠段。

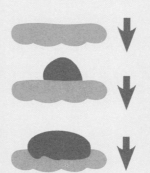

息肉转变为癌症

大肠黏膜表面凸起,息肉是良性肿瘤,但一经发现,也最好切除,以防其癌变。

大肠癌的发生途径

大肠癌是**如何扩散的**

我们身体里正常的细胞是怎么变成癌细胞的呢？这是因为我们身体内的大约 60 兆个细胞，需要不停地进行新陈代谢，老细胞不断死亡，新细胞不断生长、分裂，替代老细胞，而细胞更替靠的是遗传基因这个"图纸"，它可以使我们体内的新老细胞完全相同。

但是由于某些刺激，遗传基因会产生变异，一旦激活原癌基因，就会失去控制，癌细胞就会肆意自我复制，甚至破坏周围的正常细胞。

癌细胞扩散方式一般有两种。一种是从最初生长位置向周边慢慢渗透（浸润）。大肠癌一般都是大肠最内侧的黏膜发生癌症，然后一边破坏肠道壁一边慢慢扩大，最后突破肠道壁，扩散到附近其他组织器官。另一种方式就是转移。癌细胞不会老老实实地在原地繁殖，而是要转移到其他地方去。转移的方式有三种：血行播散、淋巴转移和直接蔓延。如果癌细胞从肠道转移到了肝脏、肺部等地方，治疗起来就比较困难了。

①**血行播散** 癌细胞跑到肠道壁的静脉中，随血液流动而转移到其他内脏器官，然后在那些器官中停留繁殖。大肠的血液首先会集中到肝脏，所以大肠癌转移为肝癌比例很高，其次是肺癌。

②**淋巴转移** 我们体内的淋巴管与血管一样多，癌细胞也会进入这些淋巴管，并转移到各个淋巴结。所以，手术时医生不仅会切除原发病灶，还要将一定范围的淋巴结一并切除，以此来抑制癌细胞转移。

③**直接蔓延** 癌细胞突破肠道壁，在腹部扩散，并且在腹膜和肠系膜处繁殖。一旦病情发展，癌细胞便会扩散到整个腹部，形成癌性腹膜炎。

早期大肠癌与进展期大肠癌

　　大肠壁内侧依次是黏膜、黏膜下层、肌层、浆膜层。大肠癌发生在大肠黏膜上，随着病情发展，会向深处扩散。

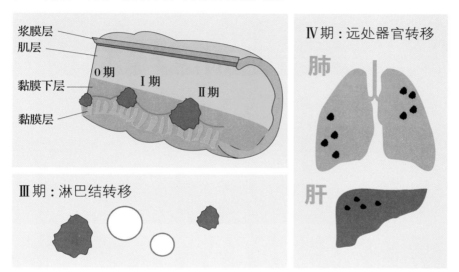

　　不管是否已经转移到淋巴结，如果癌细胞停留在黏膜和黏膜下层，就是早期大肠癌；若是超过黏膜下层，就是进展期大肠癌。

　　早期大肠癌的症状是大便出血。出血量不多，发生也不频繁，血液有时候混杂在粪便中，有时沾在粪便表面，有时沾在厕纸上，很多人都会这样告诉医生："一直以为是痔疮，所以没在意。"确实，痔疮也会引起大便带血，而当肛门附近有肿瘤时，也会出现痔疮一样的鲜红血液，所以不要自己做判断。

　　进展期大肠癌的症状就变多了，也更明显些，有排便异常、血便和便血、贫血等。

另外,按照癌细胞扩散到大肠壁的深度,以及是否有转移,分为0～Ⅳ期。0～Ⅱ期还没有转移,如果出现了淋巴结转移就可以诊断为Ⅲ期了。越早期的癌症,治疗效果越好,患者生存率越高。

O 期	癌细胞局限于黏膜层内,属于最初期的阶段
Ⅰ 期	癌细胞在黏膜下层或肌层,没有转移
Ⅱ 期	癌细胞虽超过肌层,但没有转移
Ⅲ 期	不管癌细胞浸润深度如何,已有淋巴结转移
Ⅳ 期	癌细胞已经转移到了肝脏、肺部等其他器官,或者扩散到了腹膜

大肠癌的等级分类

不同部位的肿瘤，症状不一样

    不同部位的肿瘤，引发的症状也不一样。

    降结肠、乙状结肠、直肠的癌症：肠道狭窄，再加上肠道蠕动活跃，就会出现便秘与腹泻交替出现的情况。还有，粪便通过时，会擦到肿

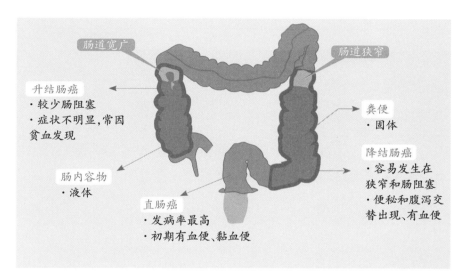

肠道宽广

升结肠癌
· 较少肠阻塞
· 症状不明显，常因贫血发现

肠内容物
· 液体

直肠癌
· 发病率最高
· 初期有血便、黏血便

肠道狭窄

粪便
· 固体

降结肠癌
· 容易发生在狭窄和肠阻塞
· 便秘和腹泻交替出现、有血便

瘤表面，引起出血。癌症导致的出血若长期持续，就会出现贫血。所以，贫血是大肠癌的共同症状。

    升结肠、横结肠的癌症：症状更难察觉。这些部位与小肠相连，小肠运来的粪便还处于液态，即使此处有癌肿出血，出血量也不会太多，肉眼很难观察到。但如果出血时间长，会出现贫血，很多人都是出现贫血才发现大肠癌。

    另外，盲肠、升结肠、横结肠中的癌肿变大后，抚摸肚子（右下腹）会感觉有小疙瘩或硬块，而在降结肠、乙状结肠、直肠的位置，即使癌症处于进展期，也不会触摸到疙瘩状的肿块。

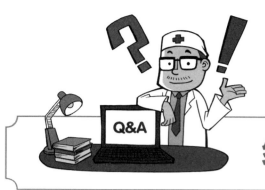

经典答疑

◆ 问：大便带血是痔疮，还是大肠癌？

答： 医学上将肉眼能看见的便中带血称为显性便血。显性便血是消化道出血，特别是下消化道（自小肠上段至肛门）出血的表现。实际上，便血未必是痔疮发作，可能隐藏着其他更为凶险的疾病，例如大肠癌。

痔疮便血特点： 痔疮引起的出血，便血是鲜红的，附于大便表面，也可表现为大便后的滴血，严重时呈喷射状，多在大便秘结时发生。

大肠癌便血特点： 患大肠癌时，便血常常表现为持续性的、少量的、带黏液的血便，且便意频繁，有时只排出一些血或黏液而无粪便。

但是，对于从来没有做过肠镜的痔疮患者，建议做一次肠镜检查，以排除消化道肿瘤引起出血的可能。

有少部分人会出现一过性的便血，但即使现在不再便血了，也不能掉以轻心，因为健康的消化道是不会无缘无故出血的，所以，还是有必要去医院找出引起便血的原因。

就诊时，告诉医生大便带血的具体情况，是否伴有腹痛、消瘦、肛门坠胀感等。一般医生会要求做一个肛查或肛门镜检查，以明确有无痔疮的存在。必要时，会建议做肠镜检查，以了解下消化道的情况，明确出血位置。

◆ 问：肠道息肉切除后为何要复查？

答： 息肉虽然都切除干净了，但有复发的可能性。有人做过统计，腺瘤性息肉切除后3年内，20%~40%的人会复发，这与以下因素有关。

腺瘤性息肉会在肠道不同的地方长出来，即使此处切除干净后，其他地方也可能长。

肠镜不能保证发现每一处息肉，结肠有些部位拐弯急、皱褶多，可能有隐藏的息肉没有被发现。此外，可能有部分息肉组织残留并慢慢长大。

综合以上原因，即使在内镜下进行了息肉切除，医生也会从比较保险的角度，根据患者息肉的类型、大小、数目、有没有不典型增生等具体情况，来决定是否需要复查以及间隔多长时间复查。

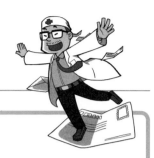

1. 大肠的主要工作是形成粪便,并排泄粪便。

2. 排便习惯有改变,若出现便秘、腹泻、便血的情况,别忽视,这提示可能患有大肠癌。

3. 一旦息肉超过 2 厘米,癌变的概率就很大,发现息肉应该尽早切除。

4. 大肠癌是最容易在早期发现和治疗的癌症之一。

5. 少吃肉,少吃脂肪,多吃新鲜蔬菜、水果,保持正常的大便习惯,可以预防大肠癌。

该出手时就出手

诊断治疗篇

PART 1 ▶
大肠癌检查项目怎么做

大便潜血试验
——最简单的检查

大便潜血试验,是大肠癌的初筛手段,是最简单的一项检查,也就是查粪便,别小瞧了它,它对筛查早期大肠癌十分有帮助。

2015 年 1—9 月期间,广州市对 50~74 岁的市常住人口进行大肠癌筛查,共有 6 万余人参加普查,进行了大便潜血试验,其中,大便潜血试验阳性的有 3000 余人,进一步做了肠镜检查的有 2200 余人,检查结果发现 27 人患有大肠癌,其中有 9 人是大肠癌早期。目前,我国通过临床检查,也就是患者自己就诊发现的早期癌只有 10%,而通过普查的大便潜血试验发现的早期癌比例提高至 30%,说明大便潜血试验筛查很有效果,对大肠癌早发现早治疗非常有帮助。

血便是大肠癌的重要标志,但早期出血量少,通过肉眼很难观察到,而大便潜血试验检查可以通过仪器发现粪便中我们看不到的非常少的血。

因此建议 50 岁以上者,不管是否有社区免费筛查,每年都应抽空去查一次大便潜血。如果筛查结果连续 3 年为阴性,则可延至 3 年一次。如果连续两次潜血试验都呈阳性,再做肠镜,进行进一步的筛查。

　　我国卫生经济学显示,大肠癌尤其值得筛查,一是因为高发,二是因为筛查很有意义,大肠癌通常有便血情况,且从良性腺瘤发展到癌变恶化的过程较长,通过筛查能早期发现,及时抑制肿瘤恶化。

检查怎么做

大便潜血试验

　　大便潜血试验有两种方法,一种是老办法,一种是新办法。

　　老办法需要采集粪便样本,用消毒棉签蘸取粪块的中央部分或疑似有异部分送检。

　　新办法又称四甲基联苯胺法,该法不用采集和处理粪便,将试纸直接投入马桶或便池即可,若试纸呈蓝绿色即为阳性。

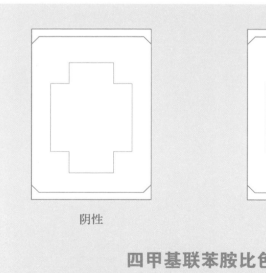
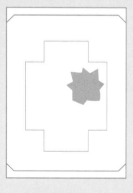

阴性　　　　　　　　　阳性

四甲基联苯胺比色法

肛门指检——
不应该被忽略的检查

2013 年 2 月，著名的乒乓球元老庄则栋因直肠癌去世。20 世纪 70 年代，他曾以"小球转动大球"，打开中美两国友好的大门，实现举世闻名的"乒乓外交"。2006 年他因便血急诊，当时被诊断为痔疮。后来又去了两家医院，维持相同的诊断。就这样，由于误诊，病情被耽误，导致最后无力回天。

直肠癌易与肛门其他疾病相混淆，常被许多患者甚至一些医生忽视。造成误诊的最主要原因是，患者对大便带血不重视。有些患者一见大便带血，便以为是痔疮、肛裂等，随便到药店买些药治疗，待到无效或病情严重时才到医院检查。另外一个重要原因是，部分医生仅局限于仪器检查的结果，或检查发现痔疮就不再做进一步检查，更不愿做肛门指诊，对直肠内发生的癌前病变如息肉、溃疡等未及时发现，使其发展成癌。

我们中国的大肠癌患者中，患直肠癌者较多，占大肠癌患者总数的 60% 左右，而且以靠近肛门的低位直肠癌患者居多，80% 的直肠癌可以靠肛门指诊摸到。对于便血的患者，肛门指诊是非常必要的。即使当今的影像学发展得如此之先进，也不能取代这一检查。所以，发现大便中血液为鲜红色，不能想当然地认为是痔疮出血，必须警惕直肠癌。

检查怎么做

肛门指检

医生戴上橡胶手套后,将食指插入肛门,了解直肠内部情况。此方法不仅可以了解肛腔的情况,包括直肠癌、直肠息肉、内痔、肛瘘、肛门直肠周围脓肿等病变,还可以了解毗邻脏器的情况。

患者要侧躺在检查台上,并且放松肩部,检查只需一两分钟就可以完成,可能会感觉到一些不舒服,但是没有疼痛感,所以,请轻松接受检查吧。

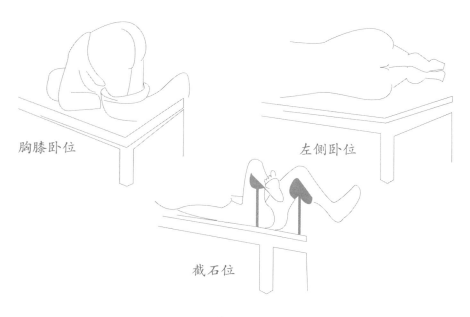

胸膝卧位

左侧卧位

截石位

肛门指检的检查体位

肠镜
——大肠癌诊断的首选方法

2007 年,时任美国总统的乔治·布什在接受常规肠镜检查时,发现肠道里有 5 块小息肉。对这个检查结果,他并不感到陌生,因为他和大肠息肉早已是"老朋友",之前曾经做过 2 次大肠息肉切除手术。

布什所做的肠镜检查,正是发现大肠息肉和确诊大肠癌的标准方法。

现在,无痛肠镜在各大医院已经比较普及。通过静脉注射麻醉药物,人们会慢慢进入睡眠状态。经 10 分钟左右,被试者一觉醒来,检查也就做完了。

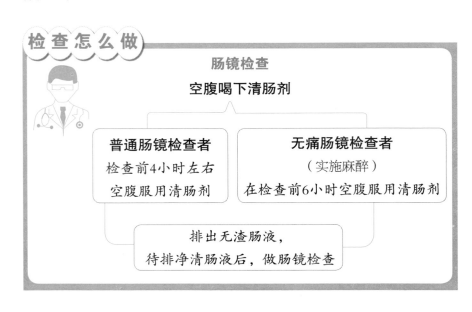

检查怎么做

肠镜检查

空腹喝下清肠剂

普通肠镜检查者	无痛肠镜检查者
检查前4小时左右 空腹服用清肠剂	（实施麻醉） 在检查前6小时空腹服用清肠剂

排出无渣肠液,
待排净清肠液后,做肠镜检查

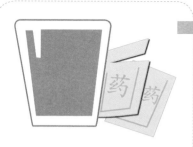

前一天的准备：吃容易消化的食物，吃通便药。

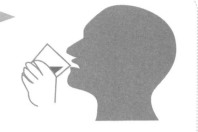

当天准备：喝下清肠剂，将残留的粪便排出。

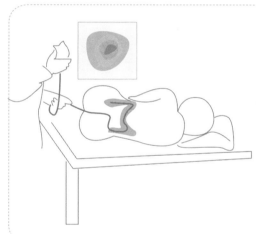

检查：为使内镜比较容易进入体内，要在肛门涂抹润滑液。另外，为了停止肠道蠕动，需要给被试者注射麻醉药。

从肛门插入内镜，在屏幕上仔细观察显示出来的肠道内部情况，并确认是否有异常现象。

链接 到了50岁,就要做一次肠镜检查

要想及早发现大肠癌,肠镜是最有效的检查方法。50岁以上是大肠癌的高发期,因此,医生建议,最好从50岁开始,就接受一次肠镜检查,以了解大肠的健康状况。若是首次肠镜检查没有异常,以后每10年再进行一次肠镜检查就可以了。

血清肿瘤标记物
——重要的预警指标

血清肿瘤标记物检查是通过测定血液中由癌细胞自身产生的物质的含量,来诊断癌症的方法,它可称为肿瘤检测的"哨兵"。

大肠癌的肿瘤标记物包括 CEA(血清癌胚抗原)与 CA19‐9、CA125等指标。如果血清肿瘤标记物显著升高,则应高度警惕罹患大肠癌的可能。

> **出现大肠癌疑似症状**
> 如大便频率(腹泻、便秘、腹泻与便秘交替出现)和性状(血便、黏液便)改变。

> **可进行肿瘤标记物检测**
> 如异常增高(正常参考值上限 2 倍以上),则需高度警惕罹患大肠癌的可能。

> **可进一步行肠镜检查**

当然,肿瘤标记物检测的敏感性和特异性均不高,也就是说,增高并不一定就有大肠癌,正常也不意味着没有患癌。

事实上,肿瘤标记物在术后监测方面的价值更大,术后肿瘤标记物通常会降至正常水平,但如果再度出现异常增高,则高度提示肿瘤复发。

因此,在大肠癌术后随访中,CEA 和 CA19-9 等肿瘤标记物的检测就显得十分必要。

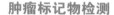

肿瘤标记物检测

抽血检查,简单无创。

血清肿瘤标记物常用的检测方法包括酶联免疫吸附实验(ELISA)和化学发光免疫检测(CLIA),因此,肿瘤标记物因检测方法的不同,其正常参考值亦有所不同(检查报告单上都会附上正常参考值范围)。

CT 扫描检查
——能发现癌细胞转移

通过肠镜检查及病理检查诊断了大肠癌后,可以通过 CT 检查来确认癌细胞是否有转移到肝脏或淋巴结中,这对掌握癌症的发展程度十分重要。

做腹部 CT 检查前,有个帮手能让检查效果更好,这个帮手是 2% 的含碘对比剂的水溶液。使用它的目的是让这种对比剂充盈整个肠腔,以防止肠腔积气在检查时"捣乱",从而保证诊断效果。

喝完对比剂后需要一个等待的过程,待对比剂到达要检查部位的肠腔后才可进行 CT 检查。

做过腹部增强 CT 检查的患者,要在候诊室等待 15 分钟后方能离开,这是为了防止因静脉注射对比剂后出现迟发性过敏反应,如荨麻疹等。因此,为安全起见,应等一切正常后方可回家。回家后,最好沐浴更衣,多喝茶水,利于排泄与防护。

检查怎么做

腹部CT扫描

● 扫描前一周不吃含金属的药物,不做胃肠钡餐造影,扫描前两日少吃水果和蔬菜,饮食做到无渣、无油、无肉,扫描前4小时禁饮食。

● 成年人做腹部CT前20分钟喝"对比剂"300~400毫升。

● 做下腹部盆腔CT需在检查前一晚服泻药,次日清洁灌肠。

● 必须有家属陪同。

● 如果以前做过腹部X线检查和CT检查,应将原来的检查报告一同带来。

钡灌肠造影检查
——了解大肠功能

有时在做肠镜检查时,不太能明确地看到肿瘤的位置,这就需要做钡灌肠以明确肿瘤的位置。钡灌肠还可以了解大肠的整体情况,了解肠镜检查时难以观测的部位。

然而,如今大肠癌的诊断检查,已逐渐不再用钡灌肠造影,因为做 CT 扫描检查时,肿瘤位置很容易看到,这样就没必要再通过做钡灌肠来观察肿瘤位置。

但是钡灌肠造影检查对一些功能性疾病(比如慢性便秘)是有帮助的,可以看到肠子是否在蠕动,如果造影后发现肠一直没有动,就说明它没有在工作,排便自然受到影响。钡灌肠还能观察大肠的形态,这也是它的优势。有些女性的便秘常因痔疮前凸导致,这是因为产后女性的阴道松弛,痔疮容易前凸,这样就阻碍了排便,导致便秘,这时做造影就能清晰找到便秘的原因。

对于大肠癌的诊断,钡灌肠造影检查已经逐渐被淘汰,但对于诊断、辨别肠道功能性疾病来说,钡灌肠造影检查还是有优势的。

检查怎么做

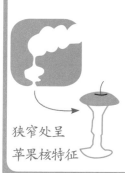

狭窄处呈苹果核特征

钡灌肠造影

从肛门注入造影剂,同时注入空气使肠道膨胀,然后用 X 射线进行影像检查。钡餐停留的地方呈白色,畅通无阻的地方呈黑色。

在做钡灌肠检查前,为防止将残留粪便当成病灶,需要将粪便先全部排干净,所以,在接受检查前几天要食用低残渣食物,前一天最好吃流食,还要吃通便药。

病理切片检查
——大肠癌确诊金标准

肠镜下取病变组织进行病理检查,病理检查是诊断大肠癌的金标准,显微镜下见到癌细胞即可确诊大肠癌。

经肠内镜证实是腺瘤,并且已癌变时,只要可能,应将整个息肉摘除行组织学检查,以供病理医生向临床医生提供完整的组织学资料。

通常须将整个息肉摘除,这样才能全面了解息肉的性质。不能仅取一部分息肉做活检,尤其是肿瘤位于直肠而治疗直接关系到肛门功能的情况下,更不能以一部分活检结果为依据而盲目进行创伤较大的外科治疗。病理冰冻切片实验结果能协助医生立即做出治疗决定。

正确的病理学诊断对决定息肉癌变的治疗至关重要。因此,外科医生须和内镜医生、病理医生密切配合,确定腺瘤是否完全切除,了解其大小、病理分类、组织学类型、癌细胞的分化程度、浸润的深度、切缘是否有癌细胞、淋巴管和静脉有无浸润,以便做出正确的判断。

常用的病理切片检查是石蜡切片

手术医生切下肿瘤(或其他病变组织)的一小部分或全部(即标本),病理技师将标本制成切片,然后病理医生用显微镜观察切片,把病理情况提供给临床医生,作为疾病诊断的参考。

这个过程一般需要 3 个工作日或以上。

手术中需判断病理性质,用冰冻切片

手术过程中切除组织,并将其冻结于零下 20 摄氏度左右,切成薄片并染色,进行镜下观察,可根据其良恶性,及时调整手术方案,比如确定切除方式、切除范围等。

术中冰冻切片,一般收到标本后 20 分钟内出报告。

冰冻切片有局限

冰冻切片的诊断速度虽然快,但其与切片制作确诊率不如石蜡切片,石蜡切片确诊率在 99% 左右,而冰冻切片确诊率与切片制作水平有关,90%~95% 已经是较高的确诊率了。

另外,对于脂肪类病变、淋巴瘤等需要免疫特性确定或不易切片的,冰冻切片很难予以确定,故常常需要等待石蜡切片结果。

超声内镜
——观察更细致的检查

> "苹果教父"、创意之神史蒂夫·乔布斯因胰腺癌于 2011 年去世。其实,早在 2003 年,乔布斯就确诊了胰腺癌。"我做了一个细胞切片检查,医生将内镜放进我的喉咙,经胃抵达肠道。他用针穿刺我的胰腺,从肿瘤上取下一些细胞。"乔布斯是这样描述自己的确诊过程的。确诊所运用的内镜技术,就是使用超声内镜进行的内镜超声检查。

超声内镜是一套将超声探头配置于内镜前端,利用内镜,可将超声探头经消化道腔送达病变组织附近,对其进行超声扫描的腔内超声检查技术设备。超声内镜兼具内镜和超声双重功能,可更贴近病变部位进行扫描,使观察更清晰、更细致。

与普通消化内镜相比,超声内镜的优势在于不光能发现"表面现象"——消化道腔内的病变,还能发现病变是否侵犯消化道各层等。

而与体外超声检查相比,超声内镜不受其他脏器或胃肠道气体与内容物的干扰,可使用更高频率的超声探头,将超声探头贴近病变部位,获得分辨率更高、更清晰的超声图像。

此外，超声内镜在手术方式的选择方面，也有帮助。

> 65 岁的周先生因直肠巨大腺瘤性息肉，未能排除恶变而前来就诊。如果按恶变进行手术的话，他可能需要切除肛门，使用人工肛。但经过超声内镜检查，发现肿物局限于黏膜层，黏膜下层完整，适合做内镜下黏膜下剥离术。我们将病变完整切除送检，病理检查提示为腺瘤性息肉，伴高级别上皮内瘤变，属于将转化为肠癌的癌前病变，由此避免了不必要的手术创伤。

目前，临床上超声内镜被优先应用于消化道良性病变与恶性病变的鉴别，消化道恶性肿瘤的壁内浸润深度判断，消化道黏膜下肿瘤的生长层次探查与初步病变性质判断，探查胆管、胰腺病变，等等。

PART 2 ▶
最好的治疗方法是手术

根据不同阶段，
选择不同治疗方法

目前，我国六成以上的大肠癌患者在发现时已经是中晚期，只有15%属于早期（Ⅰ期），总体5年生存率为50%左右，造成这种状况的一个重要原因是"有病乱投医"。

实际上，肠癌的治疗是病期越早，效果越好。像Ⅰ期的大肠癌患者，5年生存率可在90%以上，Ⅱ期也有70%左右，但到Ⅲ期就变成了30%~50%，而Ⅳ期则仅为4.9%。

"癌"多与"不治之症""绝症"等名词联系在一起，不少人都"谈癌色变"。但随着医学科技的发展，部分癌症其实完全可治愈，大肠癌便是其中之一。

早期大肠癌完全可以治愈。在众多治疗方法中，手术是最重要的治疗手段，也是唯一可以治愈大肠癌的方法。临床统计资料显示，早期大肠癌手术治愈率可达90%以上；即使是发生肝转移的晚期大肠癌，手术亦是唯一可能治愈的方法。早期大肠癌可以用肠镜和腹腔镜等器械进行手术，不需要开腹就能将癌细胞切除干净。

而对于进展期大肠癌的第一选择是开腹手术。如果同时有淋巴结转移，还要辅助用抗癌药物，也就是化疗；为了防止复发，还要用放射线疗法，也就是放疗。具体使用哪种治疗方案，还要由医生根据各患者的病情来决定。

早期大肠癌首选治疗方法
——肠镜切除手术

具体治疗方法可依据肠息肉性质而定：腺瘤性息肉和非腺瘤性息肉，均可经电子结肠镜在直视下用圈套电灼，或热活检钳法摘除。此种方法成功率高，治疗效果确切。

若是癌症停留在黏膜或黏膜下层，就是处于早期阶段，这时肠镜切除手术是首选。

肠镜是一条长约14米、直径约10毫米的细软管，管子最前端安装有摄像头，将它插入大肠，医生便能通过外面的监视屏清晰地看到肠内的情况。如果在检查时发现肠道有息肉，或是病变，就可以在检查的同时进行切除治疗，并将切除的息肉、组织进行病理活检，来诊断这个病变是良性还是恶性的。

使用肠镜切除手术的方法有两种，一是肠镜高频电凝切除和肠镜黏膜切除术，这需要医生根据癌症的形态来区别使用，早期的大肠癌形态有像息肉一样凸出的、平坦的、凹陷的三种。二是腹腔镜手术。详见本节后文。

肠镜高频电凝切除

对于息肉状凸出的肿瘤，可以用此方法切除，将凸出的病变部位切掉。

结肠镜上有个钳子孔，从中伸出一个套索，用来拴住癌变组织的根部，然后抽紧。套索中通过高频电流，将癌变组织从根部烧断。因黏膜上没有感觉神经，所以切除时不会感觉到痛苦。之后将切除的病变部位送去做病理检查。

由于做内镜手术时,完全依靠那1米多的内镜到达治疗部位,依靠镜身仅有的一个直径为2.8毫米或3.2毫米的治疗通道,将注射针或电圈套器送入,利用镜身的进退、旋转、左右或上下弯曲等综合调节进行注射、圈套、切割、止血、创面闭合等操作,因而,对操作者有更高的技术要求。

肠镜高频电凝切除术的手术过程

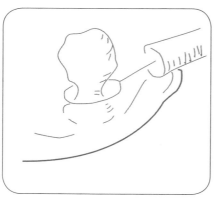

①套绳套住息肉根部。

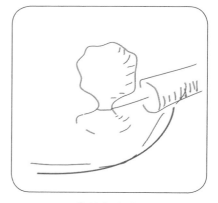

②拉紧套索。

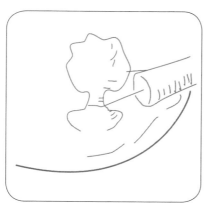

③在绳索上通过高频电流。

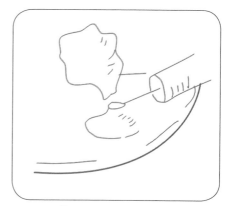

④电流烧断息肉。

肠镜黏膜切除术（EMR）

对于比较平坦的肿瘤,套索就没办法套紧了,这时就需要用肠镜黏膜切除术(简称 EMR)。EMR 主要应用于扁平息肉、侧向发育型息肉、可疑早期癌、粗短蒂的大息肉、部分亚蒂息肉等的处理,对于有明显带蒂息肉者,则可选择直接圈套蒂部后行调频电切除。它是肠息肉内镜下治疗的方式之一。

标准的 EMR 过程是:内镜下,插入特制的注射针,向息肉所在位置的黏膜下层注入配制的液体,使息肉隆起,再用圈套器将息肉完全套取后通电,将病变黏膜电切除。

EMR 过程同样不会感到疼痛,切除的标本取出后同样要送病理检查,评估息肉的性质和是否有癌变,以指导医生进一步的处理。

做这种手术需要比较高的技术,如果电流过强,被烧过的部分会变脆弱,有可能穿孔,还要再施行手术来修补。所以,要找信誉度高的正规医院和医生来做。

肠镜黏膜切除术的手术过程

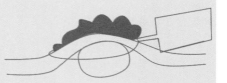

①确定病变部位,并在其下面注射生理盐水,使其凸起。

②在凸起的病变部位根部套索。

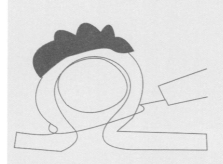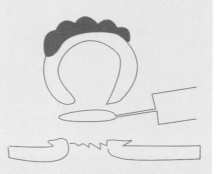

③拉紧绳索并通高频电流。

④用电流烧断病灶。

内镜黏膜下剥离术（ESD）

这是肠镜黏膜切除手术的升级版，如今在大肠癌治疗中经常使用。

对于无法一次性经肠镜黏膜切除术（EMR）切除的较大黏膜病变，尤其是可疑早期癌黏膜病变，可以进行内镜黏膜下剥离术（ESD）。相比EMR，ESD的优势在于，可整块完整切除病变黏膜，有利于术后病理评估以指导进一步治疗方案的选择，也有利于减少病变残留与复发机会。

手术是将整块病变黏膜切除，不用先将其分割成若干小块，所以癌组织残留少。但实施此手术需要很高的技术，要找可靠的医院和医生，另外，此手术还需要全身麻醉，以及住院治疗。

内镜黏膜下剥离术的手术过程

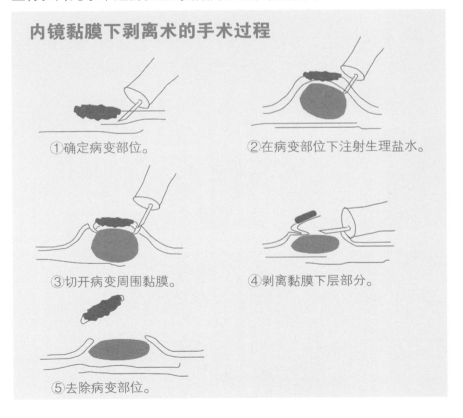

①确定病变部位。

②在病变部位下注射生理盐水。

③切开病变周围黏膜。

④剥离黏膜下层部分。

⑤去除病变部位。

腹腔镜手术

　　腹腔镜手术也是治疗早期大肠癌的一种方法,如果早期大肠癌实行肠镜黏膜切除手术比较困难,可以使用此方法。

　　腹腔镜手术通常是先在腹壁打 3~5 个 5 或 10 毫米的小洞,插入管子,将二氧化碳充入其中,腹腔会像气球一样鼓起来。手术者在腹腔镜的监视下利用细长的特殊的腹腔镜手术器械进行切除,切除后在腹部切一个 5 厘米或稍长的切口,取出标本。该法创伤较轻,伤口小,仅有 3~5 厘米,且手术后恢复得快,并发症也少,目前在具备腹腔镜手术条件的医院应用较广,适合于无腹腔镜手术禁忌证的各期患者。

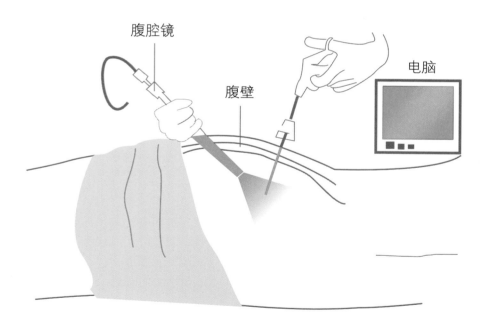

腹腔镜

腹壁

电脑

腹腔镜手术操作示意图

结肠癌的手术治疗——
大范围切除癌变组织

癌症发生在大肠不同部位,所采取的手术方法也不同。

大肠癌分为两大类,一是在结肠(升结肠、横结肠、降结肠、乙状结肠)出现的结肠癌,二是在直肠出现的直肠癌。

早期结肠癌可以经肠镜或腹腔镜解决,但如果到了进展期或是进行上述手术比较困难时,就需要进行开腹手术。

进展期大肠癌的手术治疗,除了切除癌变组织,还同时要清扫淋巴结。例如癌变部位在结肠,就需要将有病灶的 20~30 厘米大肠切除,同时将周围淋巴结去除,以防复发。

有人可能会担心,这么大范围地切除,会影响大肠功能吗? 我们可以告诉你,哪怕是将全部结肠切除,对以后的生活也不会有太大的影响,也就是每天大便次数比正常人多一些,粪便会稀一些;而切除淋巴结也对人体没有什么影响,淋巴结遍布全身,切除一部分不会造成免疫力低下。

一般来说,哪里有病变则切除哪里,比如若是癌症出现在乙状结肠、降结肠处,就把病变位置广泛切除,再将剩下的肠道连接起来。

进展期**大肠癌**治疗方法
——开腹手术

对于癌细胞已经渗透到大肠壁深处的 Ⅱ 期以上的进展期大肠癌患者来说,就需要进行开腹手术。

开腹手术就是切开腹腔,将癌变的大肠切除,必要时还需要把全部大肠切除。由于绝大部分大肠癌会转移到附近淋巴结,因此也要将周边的淋巴结清扫干净。若是转移到了内脏器官而不能把有癌细胞转移的内脏器官切除,只能在手术前后使用化疗药物,将大肠的原发病灶尽可能清除干净。但是,抗癌药也不能保证完全清除转移病灶。

若是癌细胞已经扩散到全身,与其要治愈癌症,不如尽可能地防治大肠癌引起的并发症,如肠梗阻。因此,进行确保排泄管道通畅的手术治疗是必要的。

开腹手术的优缺点

开腹手术的优点是可以直接看到腹腔内的情况,可以直接用手触摸大肠进行手术。对癌症的进展阶段可以把握得更准确,对细小淋巴结也可毫无遗漏地切除。

开腹手术的缺点是伤口大,手术后对镇痛的要求更高。手术部位可能会与其他内脏器官粘连,同时,肠梗阻的风险也会升高。肠梗阻是指肠道出现了堵塞,粪便无法通过。

所以,开腹手术后要尽可能早地下床走动,促进大肠蠕动,大肠蠕动活跃可以防止粘连,早下床活动还可以预防肺炎等其他感染。

直肠癌的手术治疗，技术要求高

与结肠部位的手术相比，直肠部位的手术更为复杂。

直肠位于骨盆深处，周围有膀胱、前列腺（男）、子宫和阴道（女）等泌尿生殖器官，另外，它离控制排尿、排便和性功能的自主神经及对排便至关重要的肛门括约肌也非常近。

骨盆内狭窄，要在不损伤任何神经的前提下切除直肠癌病灶，然后将手术后的两段大肠连接起来，这需要很高超的技术。

因直肠与排便功能息息相关，若是手术时处理不当，伤到了自主神经和肛门括约肌，就会影响排尿、排便活动，还会对性功能造成损伤。

直肠癌若是处于早期阶段，同样可以通过肠镜来切除。但如果癌症在肛门附近，肠镜就没办法切除了。经过医学技术的发展，如今已有解决的办法：医生从患者的肛门插入直肠镜和针状的电动手术刀，一边观察肠道内情况，一边用手术刀来切除癌变组织。这种方法适合距离肛门5~20厘米的早期癌变，对患者的影响也比较小。

若是病灶在肛门附近，并且没有淋巴结转移，就可以进行肛门局部切除术。可用扩肛器扩开肛门，然后插入直肠镜边观察内部边切开肠道，并切除取出癌变组织。

低位直肠癌，
一定要切除肛门吗

　　低位直肠癌指的是癌变组织距肛门小于7厘米。如今患大肠癌的人越来越多，患者越来越年轻，人们也更加讲究生活质量，不想切除肛门而时时背个"粪袋"在身上。

　　从前为防止复发，医生会将直肠周围的自主神经和肛门括约肌一同全部切除，再安装人工肛门，但现在，如果癌变在距离肛门3厘米以上的地方，治疗时就可以保留肛门括约肌和自主神经。由于高龄或癌变部位过于接近肛门，必须使用人工肛门的病例在直肠癌患者中只占两成左右。

　　目前，低位直肠癌的外科治疗不仅可以保留肛门，同时可以保留排尿和性功能。腹腔镜的微创技术也可以完成低位直肠癌保肛手术，手术操作更加精细，患者失血量更少，康复更快，预期生存质量更好。

　　早期肿瘤发现，能使术后具备极高的保肛率。因此，当发现患直肠癌后，患者最好到专科医院与专科医生详谈、沟通，共同选择、制订一个最合适的治疗方案，以达到最佳治疗效果。

自主神经也可以保留

　　自主神经支配着排便、排尿、性功能等活动。手术可能会伤到这些神经，一旦神经受损就会对以上功能造成影响。现在治疗的原则是尽可能保留这些神经。保留肛门和自主神经功能，这可以大幅度提高直肠癌患者手术之后的生活质量。

保不保肛门，看什么

保肛不可盲目，要"先保命，再保肛"，我国每年新增 10 万左右的"造口人"，就是基于这种原则。否则容易局部复发，不但需要再次手术，而且肛门也无法保住。

一看距离，癌症距离肛门不足 3 厘米，要切除肛门。

三看周围条件，肿瘤大、浸润深、与周围器官关系密切等，局部复发风险大，建议切除肛门。

二看空间，骨盆腔大小对能否保肛有很大影响。女性、身高体瘦者更易保肛。

保肛不可盲目

其实，最让医生和患者闹心的是那种不上不下、不远不近的直肠癌。不保肛门有点可惜，而保肛门又有很大的复发风险。一些患者通过与医生的共同努力，保住了肛门，取得了不错的效果，患者和家属都高兴。而也有一些低位保肛术后很快局部复发的患者，不但需要再次手术，而且最终肛门也没有保住，患者本人和家属均对当时强烈要求保肛的决定感到后悔。

无法保肛，要装**人工肛门**

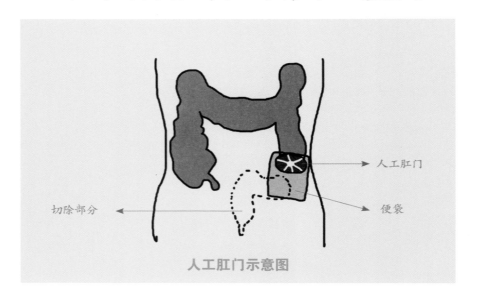

人工肛门示意图

癌组织渗透到肛门括约肌后，如果无法保留肛门，那就只能将直肠连带肛门一起切除。由于失去了控制排便的肛门括约肌，所以必须安装人工肛门。

操作方法是，在手术前确定设置肛门的位置，在腹部打一个小孔，在切除病灶后，将结肠的一端连接到这个小孔上，制造粪便的排泄口。这时，结肠会在腹部皮肤上露出一厘米左右。

手术结束后，体内形成的粪便就会通过这个小孔一点点排泄出来，因此，要在腹部此处安装一个储存粪便的袋子。当袋子中的粪便积聚满时，将袋中粪便扔到厕所，还要做好皮肤清洁工作。身上多出个袋子对着装、洗澡和运动都不构成障碍，所以，慢慢习惯后与普通人的生活无异。

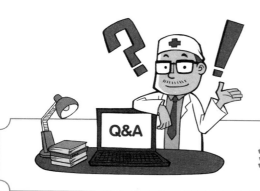

经典答疑

◆ **问：直肠癌手术后，性功能和排尿功能会受影响吗?**

答：直肠癌手术中不可避免地会损伤到盆腔自主神经，从而导致术后性功能和排尿功能受损。随着保留盆腔自主神经（PANP）理念的提出，尤其是"保护神经、保留筋膜、保全包膜"性功能保护手术的普及应用，直肠癌根治术后性功能和排尿功能障碍发生率已大大下降，但仍有8%~23%的患者术后会出现排尿功能障碍，27%~33%的患者出现勃起功能障碍，33%~43%的患者丧失射精功能。

PART 3 ▶
化疗、放疗可以辅助治疗

化疗不能替代**手术治疗**

　　抗癌药物是能杀死癌细胞并抑制其繁殖的药物,使用这种药物治疗的方法就叫作化疗。

　　大肠癌的首选治疗方法仍是手术,化疗并不能完全代替手术治疗,只是能在手术前后起到辅助作用。

几种化疗药物联合应用

　　标准的治疗方法是 5- 氟尿嘧啶(5-FU)和亚叶酸钙(LV)联合使用。用药时间为半年到 1 年。在肿瘤切除以后,使用化疗可以让患者 5 年存活率增加 5%~10%。

　　另外,对于Ⅳ期和复发的癌症患者来说,除以上两种药外,还有伊立替康(CPT-11)或奥沙利铂(I-OHP)的组合应用。

　　从 10 年前只有氟尿嘧啶一种药物可用,到如今奥沙利铂(商品名：乐沙定)等三大类新型化疗药物广泛应用,大肠癌的治疗手段日益丰富。同时,多学科综合治疗的应用,如术前、术后给予奥沙利铂联合氟尿嘧啶和亚叶酸辅助化疗,使大肠癌患者生存期更长,生活质量更高。

化疗辅助治疗大肠癌的目的

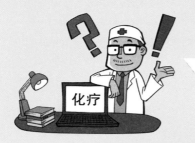

术前术后都需要化疗辅助。

术后化疗,可以防复发

手术切除了癌变组织,但仍有复发的可能性,术后使用抗癌药物可以有效防止复发。

术前化疗,方便手术切除

●大肿瘤变小。有些肿瘤体积较大,并且已经转移到其他器官,这时术前化疗可以使肿瘤局部病变及对周围组织浸润处、淋巴结转移处体积缩小,增加手术切除率。

●增加放疗效果和消灭微小转移灶,或延缓出现转移的机会,从而提高生存率。

维持化疗，
带点药回家吃

维持化疗，并非就是按原来的化疗方案持续下去，而是选择有效、低毒的单药来维持。

举个例子，一个原来接受 5-氟尿嘧啶(5-FU)与其他药物联用进行化疗的患者，在接受原定周期的方案治疗后，只留 5-FU 进行维持，其他化疗药物则停下来，这样就减少了其他药物的毒性。而据近年的临床试验结果显示，利用 5-FU 单药进行维持化疗，其抗癌效果并不亚于原来的联合用药。

当然，5-氟尿嘧啶(5-FU)本身也有毒性，这时可选择其前体药物卡培他滨(希罗达)来代替。卡培他滨本身没有毒性，只有在体内代谢为 5-氟尿嘧啶(5-FU)后才具毒性。此药与其他旧化疗药相比，血液、骨髓毒性明显减少，而在肿瘤内，药物却因大量激活，抗癌能力比起原来的 5-氟尿嘧啶(5-FU)有过之而无不及。

另外，对肠癌进行长期维持治疗时，如果必须一直待在医院"打点滴"，恐怕也很少有患者能够坚持。作为维持化疗药物的卡培他滨有一个优点——口服。即使是继续进行化疗，也无须一直待在医院，只需在医生指导下，带药回家，按时服用，定期复查即可。

这样，不但减少了家人照看的负担，患者也可恢复以前的生活和工作，甚至可以进行娱乐活动。

出现肝转移，
手术前化疗配合**靶向药物**

肝脏是癌细胞的"移民乐土"。据统计,50%~70%的大肠癌患者会发生肝转移。专家和专科医生已经达成共识,对肝转移的大肠癌患者,还是要尽量争取积极的手术切除。

就是说,在切除原来的大肠癌后,肝转移癌也要尽量进行手术切除。若手术成功,还能获得接近一半的生存率。这个数字相对于其他肿瘤发生的转移,能让人乐观得多。

如果不进行治疗,约半数大肠癌肝转移患者的生存时间只有 5~10 个月。手术切除转移灶被认为是唯一的治愈手段,可使术后 5 年生存率提高到 23%~44%,平均生存时间延长至 28~40 个月。

对于一些原发灶已切除,而肝转移灶太大或由于其他原因没办法一起切除的,还可手术前化疗或加用靶向治疗,将肿瘤缩小,为手术切除创造条件。

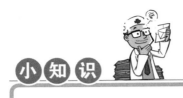

靶向药物，专灭癌细胞

癌细胞会自己进行繁殖，靶向药物会妨碍癌细胞自己繁殖，能使癌组织变小，并且靶向药物特异性强，只针对癌细胞，对于正常细胞，药物相对没有太大的毒副作用。

靶向治疗的成功应用，为大肠癌患者带来了新的希望。对比传统的化疗，靶向治疗药物更有针对性。不仅可以有效杀灭癌变细胞，同时对自身的正常细胞伤害很小，这样，相对的不良反应也就轻微很多。也就是说，痛苦更少，疗效更大。

值得欣慰的是，目前大肠癌的靶向治疗已经用于临床，疗效得到了世界的公认，这让大肠癌的治疗变得不再那么困难。

靶向治疗具有效率高、不良反应轻的优点，但是费用较高。比如使用常用的靶向药物西妥昔单抗注射液（爱必妥），一个月可能就需花费八九万元。如果考虑经济因素，可以在特殊情况下使用，效益会更高一些。比如，当出现了无法切除的肝转移，又希望在较短时间内缩小肿块以切除肿块的时候，使用靶向治疗就可以帮助实现治愈的效果，应该尽早使用。

手术前，先化疗

部分大肠癌患者，如果出现肝转移，也可考虑行术前化疗以使肿瘤缩小，其后再行手术治疗，便能取得较好的疗效。

与术后辅助化疗相比，术前化疗可直观地了解到肿瘤对所给的化疗药物是否敏感；对某些化疗药物不敏感的，可及时调整、更换有效化疗药物；为制订高效化疗方案提供可信依据，最大可能地提高化疗效果。

"直捣黄龙"
消灭或减少"大本营"中的肿瘤细胞，使局部大的病灶缩小，之后再利用手术和放疗消灭耐药的肿瘤细胞。

术前化疗优势

增强放疗效果
某些化疗药物（如顺铂）是放疗增敏剂，能增强射线对肿瘤细胞的杀伤力。

方便制定下一步策略
医生根据患者的反应及病理标本的情况，了解肿瘤细胞对化疗的敏感性，更好地制定下一步的治疗策略，如选择术后辅助化疗的药物。

进展期大肠癌，
手术后需要化疗

　　有些大肠癌患者做了手术切除后，担心复发，希望医生给做化疗，可却被告知不需要，这不免让他们疑惑：大肠癌术后不是都要做化疗防复发吗？

　　对此医生的解释是，大肠癌术后是否需要化疗，要根据病情来决定。

　　大肠癌主要分为Ⅰ期、Ⅱ期、Ⅲ期、Ⅳ期四个阶段。其中，Ⅰ期是指癌组织侵入大肠的黏膜下层或肌层，但还没穿透肌层。Ⅱ期则是指癌组织已穿透肌层，扩延到肠周围组织。而Ⅲ期除有上述改变外，已发生淋巴结转移。Ⅳ期是指发生远处转移。

　　一般来说，Ⅰ期患者通过单纯的手术治疗，5年生存率可以达到90%以上，而这时即使追加化疗，也很难使生存率进一步提高，所以这些患者没有必要进行术后化疗。如果已到Ⅲ期，已经出现淋巴结转移或远处转移的患者，则要追加化疗，这样才能降低术后肿瘤复发和进一步转移。

　　对于Ⅱ期患者是否需要追加化疗，目前仍存在争议，但多数观点认为，对于高危Ⅱ期患者（如低分化、淋巴管／血管浸润、肠梗阻等）应予以术后辅助化疗。Ⅳ期患者已有远处转移，属晚期，无法手术根治，化疗因此成了一线治疗方案。

化疗有**恶心**、**呕吐**、**白细胞减少**等不良反应

化疗杀死癌细胞效果明显,但不良反应也是一个很大的问题。传统的化疗药物存在"敌我不分"的问题,在抑制和杀灭肿瘤细胞的同时,也破坏了人体的正常细胞。

胃黏膜、白细胞、毛囊等容易成为攻击对象,会引起恶心、呕吐、脱发、白细胞下降等不良反应。不仅影响生活质量,甚至还会让人受不了而中断治疗。

但是,各种化疗药物杀灭肿瘤细胞的机制是不同的,并不是所有的化疗药物都会引起严重的不良反应。并且,不同的人对药物的耐受存在很大差异性,同样药物用在不同的人身上,引起的反应是不一样的。

因此,完全没有必要被其他患者发生的严重不良反应吓倒,从而影响自己的治疗。何况,在治疗过程中,医生会密切注意患者对药物的反应,及时做出相应的治疗调整,尽量减轻患者的痛苦。

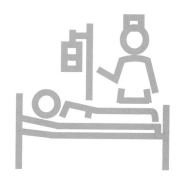

对付化疗不良反应，有备无患

这些问题，提前问你的医生

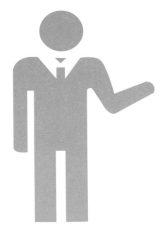

- 这次化疗方案用的是哪些药？具体日程怎么安排？

- 可能达到什么效果？

- 这些药可能会有哪些不良反应？会在什么时候闹得最厉害？

- 有没有药物控制这些不良反应？

不少患者都把化疗的不良反应笼统地等同于"脱发、恶心、呕吐"，其实并非这么简单。化疗药物有很多种，它们对细胞的杀伤机制各有不同，所以，不良反应的表现和程度各不相同。即使是同一类型药物也有不同,比如治疗大肠癌常用的 5-FU (5- 氟尿嘧啶) 和卡培他滨 (希罗达),后者是前者的衍生物,但却没有前者经常出现的骨髓抑制、恶心等不良反应,比较可能出现的倒是皮炎、腹泻等较轻微的反应。

即使是同一种药物,发生在某个人身上的反应也不一定会在另一个人身上发生,即使发生也可能没有那么严重;同一个人,化疗前机体状态如胃肠道、血液学、营养等,都处在正常状态,反应也会明显减少。家属可以咨询医生,或者病友之间互相交流一些饮食保健经验,从而在化疗前尽量保持好的身体状态。

退一步说,对一些经常在大部分患者身上出现的反应,也可提前做好准备,及时合理用药。比如,在使用易导致恶心呕吐的药物治疗时,同时加入止呕药物,就可以明显减少甚至避免不良反应。即便预防用的药不足以控制这些不适,也可以告诉医生,加用其他药物。

总而言之,这些让人抓狂的不适感,在合理用药和医患充分沟通下,是必须且能够处理的。

化疗后,为何 大量补液

若人的体液量不足,原尿产生量不足,就不足以将各种化疗药物及其代谢产物和肿瘤分解的代谢物排出体外,如此,就会阻塞肾小管,引起肾损害,严重者会引发肾功能衰竭和尿毒症。

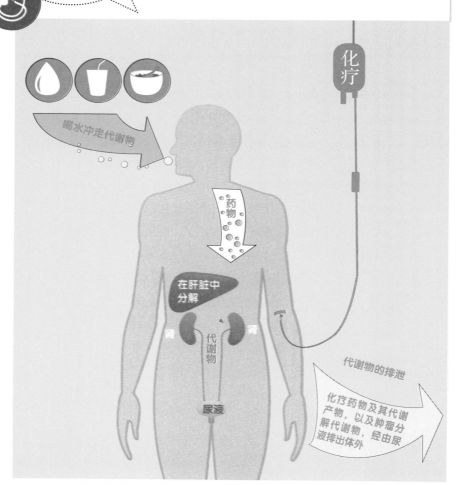

化疗时,患者每天饮水量至少需要 2500 毫升(含各种液体);大剂量化疗时,每天饮水量要大于 5000 毫升(含各种液体)。

补液不要单纯饮用温开水,可以换成各种水果汁、粥水或汤水。多种形式的液体富含各种电解质,味道可口,还可以更全面地提高患者的生活质量。

链接 补液的注意事项

这里要说明,需要大量补液的人是指肾脏无异常、肾功能无异常的患者。

化疗后两三天的大量补液,有助于清除体内有害物质,并不会危害肾脏。

若是肾功能异常的人,要选择对肾功能损害较小的方案,甚至不进行化疗。

选择安全的**化疗药**

化疗技术自诞生以来,一直朝"有效、低毒、简便"的方向发展,药物研发也同样遵循这样的思路。

所以,你也可以向医生咨询,有没有合适的、更加安全的药物。

广泛用于大肠癌辅助化疗的药物卡培他滨,是原来常用的化疗药物 5- 氟尿嘧啶(5-FU)经"改造"后的产物。由于本身没有毒性,只对肿瘤起作用,所以,对健康组织细胞影响很小。

当然,即使是这样安全的药物,也不是完全无毒副作用的。

有些患者,特别是老人家,服用卡培他滨后,可能会出现腹泻。腹泻程度有一个判断标准,大部分患者都属于 I 级腹泻(每天少于 4 次),一般只需要对症处理,补充水分和电解质就行。提倡饭后服药,也会减少对胃肠的刺激。

也有比较多的患者,可能会出现手足皮肤感觉麻刺、疼痛、肿胀等,或有皮炎、脱屑、红斑等(称为"手足综合征")的表现。这些表现只需加强护理,比如不穿紧身衣服和过紧的鞋子,避免皮肤强烈摩擦;每天口服一些维生素 B_6,或者局部涂抹一些含绵羊油的乳酸等,便可明显减轻症状。

如果个别患者的腹泻和皮炎情况比较严重,如腹泻每天达到 4~6 次,皮肤红肿溃疡等,则要请医生处理,酌情减量或停药,等恢复正常再继续用药。

所以,化疗前咨询医生的意见,了解可能出现的不良反应,同时尽可能选择安全、毒副反应小的化疗药物,就能够使你有备无患,轻松度过化疗期。

手术后维持化疗,**防复发**

　　有一部分患者的大肠癌已经无法用手术根治,即晚期大肠癌。晚期大肠癌的患者,想根治肿瘤显然不妥,对大部分晚期患者来说,或许要面对"带瘤生存"。对于这样的患者来说,化疗是最主要的治疗方法。

　　一般情况下,在进行 4~6 个(部分患者也许需要更多)化疗疗程后,如果肿瘤被控制,也就是医生所说的"获益"(通过影像学、血液等检查及医生临床判断),就可停止化疗,不再继续。

　　化疗为何就此打住呢? 理由是,这个时候如果继续化疗,可能不会让肿瘤去除得更彻底,反而有可能会诱导肿瘤产生耐药性,造成身体免疫抑制;更严重者,可能会使化疗药的毒性作用持续累积、加剧,反而不利于患者的生存。

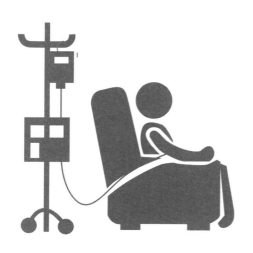

　　等到肿瘤有"抬头"的迹象,例如,监测的肿瘤指标升高,再进一步采取行动,比如选择第二线的化疗,或其他姑息治疗手段等。

　　但近年来,医生和研究人员在临床和试验中也发现,一些患者在经过规范的化疗后,如能继续维持治疗,是有积极意义的:如能降低复发转移的风险,延长肿瘤进展的时间。

出现转移，手术前还要**放疗**

放射线疗法（简称"放疗"）是一种对癌症病灶周边照射放射线，使癌细胞死亡，防止复发的治疗方法。用各种不同能量的射线照射肿瘤，以抑制和杀灭癌细胞。

患了直肠癌，尤其是进展期直肠癌，如果癌细胞还有淋巴结转移，则可以在手术前使用放疗。照射放射线可以使肿瘤缩小，使其更容易切除，也可以保留肛门功能，预防复发。

手术后进行放疗，可以用于防治直肠癌的局部复发，放疗还可以缓解疼痛等症状。

对于进展期直肠癌患者，医生主张放疗和化疗相结合，以减少局部复发的机会。临床实践证明，联合放疗和化疗，有助于预防直肠癌术后复发、延长患者的生存时间。

放疗早期副作用：脱毛、头痛、呕吐、腹泻、腹痛、辐射性皮炎、白细胞和血小板减少、食欲缺乏、倦怠感等。

放疗晚期副作用（指放疗后几个月至几年以后会出现的）：直肠炎、出血、便频、便失禁、膀胱炎、肠道粘连。

在放疗结束后，副作用可以随时间慢慢减轻或者消失。但直肠刺激征或者膀胱刺激征可能会持续存在。

直肠刺激征就是总是持续不断地想解大便，但每次解不多，下腹坠胀、疼痛反复折磨人。

膀胱刺激征就是有尿急的感觉，少量小便也会使膀胱忍受不住，有尿频、尿急、尿痛的表现。

如果出现这些症状，应该及时告诉医生，并接受治疗。

放疗**怎么做**

体外照射最常用

体外照射是指机器发出射线，从外部透过皮肤对体内的肿瘤进行照射。

体外照射常在手术前和化疗联合使用，可以使肿瘤缩小，从而更容易切除肿瘤，也能显著降低局部复发率。

放疗疗程每个人不一样，医生要根据不同人的肿瘤部位和分期，来决定放疗疗程。

体外照射也可以在手术后使用，预防局部复发（局部复发指肿瘤被切除后在原来的部位又长出来了）。

没有办法用手术切除的大肠癌，也可以通过体外照射来杀死肿瘤，需要在盆腔或腹腔部位进行体外照射。

体外照射还可以用来治疗已经扩散到骨头或脑部的结肠癌。

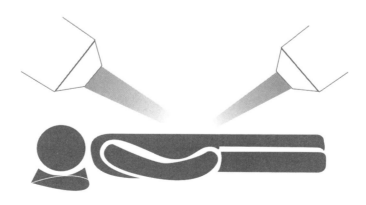

体外照射在医院门诊就可以进行,每周5天,一般要持续5~6周。

放疗之前,先要制订计划或模拟治疗方案,以确定照射范围。先在身体上做好标记,并测量长度,才能确保照射范围准确。

放疗时,患者应平躺,射线从不同的方向照射到盆腔。在治疗将要结束前,医生会调整照射计划,重新确定照射范围,让照射更加集中到肿瘤很可能复发的部位。治疗最后的3~5天可对这些部位集中照射,以达到更好的治疗效果。

近距离照射,疗效仍需证实

近距离照射是把带有放射性的粒子(放射性同位素)放到管子或者其他容器里,然后再放到直肠癌的附近或肿瘤内,与肿瘤亲密接触,近距离地杀死癌细胞。该方法能让肿瘤组织受到最大程度的杀伤,有效控制恶性肿瘤的生长。

近距离照射通常是高剂量的,也就是说,在很短的时间内给予单次的高剂量照射。

同时,患者的正常组织不受或是仅受到轻微损伤,患者的副作用较少。治疗结束后便把容器取出,并可以在数天内重复照射。

这种治疗方法看起来很美好,但是需要更多的临床研究进一步证实它的疗效,目前不推荐常规应用这个方法。

体腔内照射,不是必需的

体腔内照射,就是通过特殊装置经过肛门对直肠肿瘤进行近距离照射。不是每个医院都有这种设备,这也不是直肠癌的标准放疗方法。

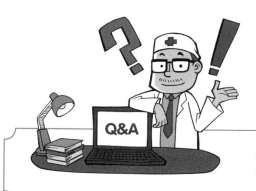

经典答疑

◆ **问：手术前化疗要做多久？**

答： 手术前化疗以3~4个周期为宜，小于2个周期不能使化疗奏效。因为某些药物必须有一定的累加剂量才能发挥最佳作用。

在临床中常常观察到，肿瘤明显缩小往往出现在手术前化疗第2周期的后期，因此，采取3个周期以上手术前化疗较为适宜，但其对患者长期生存率的影响还有待进一步研究。

即使在手术前化疗阶段，也要及时复查各项检查，一旦肿瘤出现进展，应该当机立断采取其他治疗方法，而不能拘泥于多少个疗程。

另外，化疗药物毕竟是有毒性的药物，方案的选择一般需要多位专家讨论后再确定，化疗前后也要做好各项预防毒副作用的措施；中医药具有很好的减毒增效作用，可成为治疗的一部分。

◆ **问：常用的大肠癌化疗药物有哪些？**

答： 常用大肠癌化疗药物共有两类分为六种，常需要联合使用。

注射药物类:

(1)**5- 氟尿嘧啶(5-FU)**:抑制肿瘤细胞生长,是结直肠癌辅助化疗的基础用药,但其单药疗效有限,需与其他化疗药物联合应用。NCCN(美国国立综合癌症网络)指南推荐 5- 氟尿嘧啶(5-FU)联合亚叶酸钙(LV)持续静脉滴注,作为低危Ⅱ期结肠癌的标准辅助化疗方案。

(2)**奥沙利铂**:新型第 3 代铂类化疗药物,抑制癌细胞生长,由奥沙利铂联合 5-FU/LV,或奥沙利铂与卡培他滨联合使用,是目前高危Ⅱ期 / Ⅲ期大肠癌的标准辅助化疗方案,同时也可作为晚期或转移性结直肠癌的一线化疗方案。

(3)**伊立替康**:用于诱导癌细胞死亡,伊立替康联合5-FU/LV 并不适用于大肠癌的辅助化疗,但可作为晚期转移性大肠癌姑息化疗的一种方案选择。

(4)**西妥昔单抗**:是一种分子靶向药物,能抵制肿瘤细胞的侵袭和迁移,NCCN 指南推荐西妥昔单抗 + 奥沙利铂 +5-FU/LV,用于晚期或转移性大肠癌的一线治疗。

(5)**贝伐单抗**:一种分子靶向药物,限制肿瘤细胞血供,促进肿瘤内皮细胞凋亡。NCCN 指南推荐贝伐单抗可联合奥沙利铂 +5-FU/LV 或贝伐单抗 + 伊立替康 +5-FU/LV,用于晚期或转移性大肠癌。

口服药物类:

(6)**卡培他滨**:一种口服氟尿嘧啶类药物,可最大限度发挥抑瘤作用并降低对人体正常细胞的损害。卡培他滨是目前唯一的口服化疗药物,可用以替代 5-FU/LV 的方案。

◆ 问：肠癌不息，化疗不止？

答：有很多的患者不愿意接受长时间的化疗，事实上，也并不是所有化疗过的患者都需要继续用药，因为每位患者的肿瘤进展的风险是不同的。

影响大肠癌预后有几个因素：一是肿瘤本身，如分期（特别是第一次诊疗时的分期。分期越靠后，肿瘤不再属于局限性疾病，预后就越差），肿瘤的组织学类型、分化程度（分化越高越不容易复发）。二是治疗，经过规范治疗的，预后自然好一些。三是患者的年龄（越年轻的往往恶性度越高）和性别（男性比女性更危险）。

是否需要维持化疗，须通过医生对各种因素的评估以及患者自己的意愿来决定。患者自身的状况也很重要，身体评分比较差的，也不适合再施行长期的化疗。

至于化疗要持续多长时间，目前没有一个明确的数字。不过，具体如何决断，医生们越来越重视一个标准，那就是生活质量。

此时，化疗与否并非迫在眉睫、来不及商量的紧急时刻，医生考虑更多的是患者的意愿和个体情况，衡量的是继续化疗是否只对抗击肿瘤有利而对生存无益。所以，在这个时候，患者、家属和医生间的沟通尤其重要。

PART 4 ▶
肠癌术后,路还很长

出院 1 个月后, 可恢复**正常生活**

一般情况下,大肠癌腹腔镜手术 1 周以后,开腹手术 10 天左右就可以出院了。如果安装了人工肛门,就要多住院一段时间,学习人工肛门的护理方法。

出院 1 个月左右,患者的体力一般就可恢复。通常在出院 3~10 天后就可以做些轻松的工作,一些办公室一族甚至可以直接重返职场。

但不同年龄、体力、工作性质以及行不同手术方式的人群,恢复正常生活的时间不一致。如果是伏案工作的人,出院后 2 周至 1 个月就可以恢复正常生活; 如果是需要使用腹肌工作的人,就需要休养 2~3 个月,具体何时可以正常生活,还需要跟医生商量,不要着急。

即使手术已经做完,患者的衣食住行还是要注意。术后患者是主角,要学会适应术后的生活,科学地调养身体,这样才能更快康复,更早地恢复正常生活。

手术后**调养**与**锻炼**

　　大肠癌患者经过一段时间的正规治疗后,体质一般都比较差。为使身体早日恢复,保证充分的休息时间和良好的调养环境是十分必要的,如欣赏音乐、写诗作画、种花养鸟,丰富自己的精神生活,使自己的精神有所寄托、有所追求,从而振作精神,才有利于康复。

　　康复期的患者,应根据身体的具体情况,适当参加一些体育运动,如散步、做操、打太极拳等。这些运动可促进大肠的蠕动,有利于肠功能的恢复、增加食欲、恢复体力、提高自身的免疫功能,达到强身健体的康复目的。

　　结肠癌手术后的患者由于结肠生理发生了改变,饮食的调理成了预防术后复发十分重要的一环。科学证明,过量的脂肪摄入会导致结肠癌的发生,因此降低脂肪的摄入量,尤其是动物脂肪的摄入,对结肠癌患者手术后预防复发很有益处。值得提醒的是,全脂牛奶中的脂肪含量也不少,因此,要尽量选择脱脂牛奶。

大肠癌手术后，便意不受控

出院以后，患者反映比较多的现象是排便异常。

结肠切除后，肠道吸收水分的能力变弱了，所以刚开始粪便都是水样的，也可能出现腹泻。但1~2个月以后会出现软便，这就是慢慢恢复正常了。

如果切除了直肠，就失去了储存粪便的能力，每天就会排便许多次。一般情况下，人的直肠内是没有粪便的，当大肠蠕动将粪便推入直肠时，刺激直肠壁及肛管皮肤间的感受器，通过神经逐步上传至大脑皮质，产生便意。

接受低位直肠癌保肛手术的患者，被切除了直肠及其系膜，使得直肠黏膜下神经发动的排便反射消失了。也就是说，经由大脑控制的指令传达中断了，排便反射和排便控制能力下降，一有便意，就会不分场合直接进行，让人难堪。

此外，手术难免导致肛门皮肤及肛周肌肉组织的牵拉损伤，加上术后直肠、肛管容量减少等，也都会影响排便控制功能，术后有可能发生粘连，大肠与腹膜容易粘在一起，因此也容易出现排便困难或引起肠梗阻。

这种排便功能损伤程度，在一定程度上还与肿瘤的位置有关。一般来说，肿瘤距肛门越近，吻合口水平越低，切除的直肠及其黏膜就越多，排便控制功能受损程度也就越重。

为了防止这些情况出现，出院后2~3个月最好不要一次性吃太多食物，或者吃太多膳食纤维等难消化的食物。还要避免吃刺激性食物及喝酒精类饮料。吃饭要规律，要细嚼慢咽，这点也很重要。

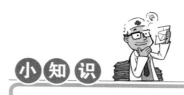

自我训练，恢复排便

术后排便的麻烦事虽难以避免，但若通过以下训练，却也不难恢复正常。

提肛训练：术后 1~2 周就可进行，持续半年左右。提肛运动方法（坐、卧、站立均可）——吸气时，肛门用力内吸上提，紧缩肛门，呼气时放松，每组做 30 次，有时间就可以做。

定时排便习惯：术后 1~2 周，每天无论有无便意都应定时排便，促使定时排便习惯及自控能力形成。

如果自我训练有困难，也可以找专科医生进行生物反馈治疗。

另外，饮食上也要注意多吃易消化的纤维素类食物，使大便成形。腹泻比较严重时，也可以服用止泻药缓解不适。

肠癌术后，路还很长　诊断治疗篇　该出手时就出手

95

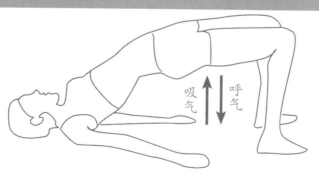

提肛运动：头和双足做支点，抬高臀部，同时收缩会阴部肌肉，然后放下臀部，放松会阴部肌肉，如此反复。

泻得厉害，警惕有瘘

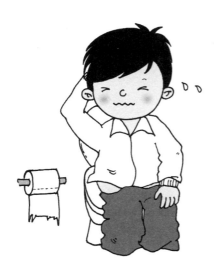

　　通过训练，多数患者术后3个月到半年，排便功能都能得到很好的恢复（高位直肠癌患者恢复得更好）。但还有小部分患者，要警惕更加严重的吻合口瘘问题。

　　手术时切除了中间病变肠管，剩下的通过吻合口进行衔接，就像水龙头的接口，不可能像自然肠道般天衣无缝。如果手术后出现吻合口处供血不良（患者年龄较大、营养情况差）、张力较大（残存内容物）等情况，就会导致接口愈合不良，使得里面的物质外渗至肠管外，严重者还会进入腹腔，引起局部炎症，进而引发严重感染。

　　如果是这种情况，患者每天排便可能达到10~20余次，且通常有里急后重感，伴有低热，用止泻药物后，效果也较差。这种情况常在术后2周内出现，一旦出现，要尽快就医处理。

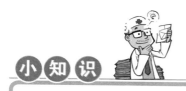

术后腹泻，留心不忧心

　　普通人偶尔腹泻总是随便找点药自行解决,但大肠癌患者,"一朝被蛇咬,十年怕井绳",往往会对"大便习惯改变"特别敏感;加之术后肛门括约能力未能恢复,更加忧心忡忡。有些人甚至因此"严格"忌口,不吃不喝。但是,后果却是营养缺乏所带来的更严重的问题。

　　其实,由于手术刺激、肠道变短、肠道菌群失调及功能紊乱等,大肠癌患者常常会出现较长时间的腹胀、腹痛、腹泻等不适,而不是大便有改变就是"复发"。

　　正确的做法是,腹泻的时候仍然要坚持饮食,不过要选择更加容易消化的、富含纤维素的食物,也可适当服用含有多种益生菌的肠道微生态制剂。如果腹泻严重,出现水电解质失衡,则应到医院打针补充液体。

人工肛门，要注意日常护理

有些大肠癌患者因治疗需要在左下腹做一结肠造口，俗称"人工肛门"，就是将肠管在腹壁上造个口，以取代肛门排大便。"人工肛门"可能有许多并发症，如造口部位水肿、腐烂、出血、周围发炎等，这些都需要由医生对症处理。

家庭护理要注意经常保持造口局部清洁、干燥，创口可用生理盐水、呋喃西林液清洁，局部皮肤如被侵蚀，可涂氧化锌膏保护。要选择适合自己的肠造口用具，做到轻便、舒适、透明度好，且能防漏、防臭，保护局部皮肤。

另外，患者在术后初期，应尽快从流质饮食过渡到正常饮食，以防大便次数过多，造成造瘘口周围皮肤糜烂水肿。随着残余的结肠逐渐起到了代偿的功能，可根据大便的次数调整饮食。有的患者调整得好，每天清晨一次大便，和常人完全一样。

人工肛门护理指南

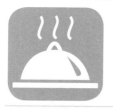

饮食

√：吃易消化无刺激的食物；✕：不吃产气多的豆类、啤酒、碳酸饮料或有异味的葱、蒜等。

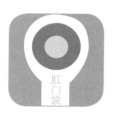

肛门袋的选用

一次性粘贴式肛门袋：价格便宜但透气性较差。

非一次性的肛门袋：需要常清洗，价格贵但透气性好。

造口周围皮肤的护理

用酒精清洁，并用爽身粉等保持造口周围皮肤的干燥，间断使用一次性肛袋，用氧化锌软膏来保护皮肤。

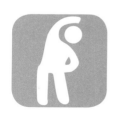

运动

术后尽早下床活动，促进肠道蠕动恢复。

术后 3~6 个月，人工肛门的排气、排便逐渐变得有规律，可以适当运动，如打太极拳、慢跑、游泳等。

人工肛门不会影响正常生活

当患者习惯了人工肛门以后，就完全可以正常生活，运动、工作都没有问题。有些人会把自己关在家里，这对身体没有好处，相反，为了恢复体力和肌肉力量，应该做些适量的运动。运动可以使肠道活跃，预防腹泻和便秘，伤口的愈合速度也会加快。

运动的选择有很多，比较推荐的是慢跑、骑自行车、散步、打高尔夫球等，游泳也可以，但像踢足球、打篮球等有激烈碰撞的运动就不要做了。

应当注意的是，运动时要用粘贴性很好的肛门袋或用胶布固定，以防止流汗和运动使肛门袋错位，漏出粪便。

习惯了人工肛门以后，泡温泉和洗澡也完全没有问题。泡温泉时最好先用肤色的内裤把肛门袋固定住，以防止偶尔粪便从人工肛门漏出。经常洗澡对保持人工肛门和皮肤的清洁很有好处。

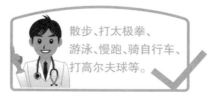

散步、打太极拳、游泳、慢跑、骑自行车、打高尔夫球等。

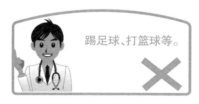

踢足球、打篮球等。

安装人工肛门后，饮食要注意

● **先流质饮食**

如菜汤、鱼汤、稀粥、蛋汤、无渣果汁等，从每餐 20~30 毫升，逐渐增加到 200~300 毫升。每天可进食 5 或 6 次。要以个人食量及进食后是否感觉舒适为准，进行调整。

● **1~3 天后，改为少渣半流质饮食**

即稀粥、面糊、蒸蛋羹、各种菜泥糊等，每次半小碗至 1 碗，每日 3 或 4 次，餐间可加食一些流质食品。

● **术后 7~10 天，过渡到软食**

如烂饭、面包、苹果、香蕉、柑橘等，每日 3 或 4 餐。多吃一些新鲜水果、蔬菜，以保持大便既成形、又柔软，还可以减少局部刺激，也便于护理。

● **术后 1 个月，可正常饮食**

大约术后 1 个月，可以逐渐过渡到正常饮食。需要提醒的是，吃东西时应尽量多咀嚼一会儿，这样可减轻胃肠道负担，有利于食物的消化吸收。

● **避免吃有异味的食物**

有异味的食物：洋葱、奶酪、韭菜、蒜、葱等。
易胀气的食物：栗子、萝卜、豆类、芋头、番薯、碳酸饮料、啤酒等。
难消化的食物：牛奶、豆类、红薯等，此类食物最好少吃或不吃。

防复发，要**定期复查**

对于大肠癌这个相对"善良"的癌症，患者要一直抱有希望，自己不应轻言放弃，相信即使转移或复发，医生也还有积极的应对方法。

但是，不管是早期术后辅助化疗以防止复发，还是晚期维持化疗以阻止肿瘤的前进脚步，抑或是复发后的处理，对患者而言，最重要的是多关心自己的身体状况，尽可能地将肿瘤进展拒之门外。

术后要定期复查。特别是术后 2 年内，最容易复发，应每 3 个月检查一次。术后 3~5 年则可半年查一次。存活 5 年以上的，复发概率明显降低，则可以每年只查一次。

至于检查手段，CT 检查不会给患者带来什么不适，一般检出率也很高，是常用的手段；其次是肿瘤标志物，如癌胚抗原（CEA）和肿瘤相关抗原 199（CA199）等，有时也需要借助肠镜检查、PET-CT 等手段。

对身体不适要保持高度敏感。不管是否接受了根治手术，或者进行了多长时间的化疗，都一定要对自己身体出现的蛛丝马迹保持高度敏感，如出现肛门下坠不适，盆腔、腹腔不舒服甚至疼痛、腹泻等，就要及时去医院检查处理。自己发现问题越早，后面的折腾也就越少。

化疗后"**感冒**",潜藏危机

绝大多数化疗药物对骨髓造血功能都有抑制作用,会导致白细胞下降,用通俗的话说,就是"抵抗力下降,容易感染"。骨髓抑制程度不同,危险性也不一样。

如果白细胞总数降至 $1.0×10^9/$ 升以下,中性粒细胞降至 $0.5×10^9/$ 升以下,患者便常会有高热、寒战、头痛、极度疲乏、全身肌肉或关节酸痛、咽部疼痛等类似重度感冒的症状。

这时患者往往会误以为是感冒,其实这是粒细胞减少后并发感染的临床危象! 这种情况,如果患者没有及时入住层流病房进行监护和抗感染、升白治疗,感染可迅速扩散至全身各部位,并容易发生败血症或脓毒血症,病情凶险,病至后期可出现多脏器功能衰竭,死亡率高达 95% 以上。

不一定要住院,但一定要查血

化疗后出现骨髓抑制,白细胞下降是比较普遍的现象,年龄大的患者本身骨髓造血功能下降,影响也会更明显。但是不是每个患者化疗后都必须住院监测几天呢?

这倒未必。只有出现较严重的恶心、呕吐,或其他严重的不良反应时,才需要住院处理;一般患者大多可在化疗结束后第二天出院。

虽然不用住院,却要在门诊监测血常规。大部分化疗的骨髓抑制有个高峰时间,一般发生在化疗后 7~14 天。因此医生会提醒患者,出院后 2 周内,每周必须复查血常规 2~3 次,一直监测至第 14 天。

少吃**辛辣刺激**的食物

患者出院时，"万里长征"只是走出了第一步，以后如何管好口腹之欲、调理三餐，才是漫漫长路。不良的饮食习惯，只会使受过重创的肠道再次受伤。

术后要严格遵照从禁食、流质饮食，过渡到正常饮食的原则，还有一点，就是不要吃辛辣刺激的食物。进行肠癌造口手术的患者，如果食用辛辣等刺激性食物会对新造的肛门造成刺激，不仅影响功能，甚至可能造成损伤和感染。

如果是在腹部造口，则要更加讲究。冷饮、生的或未完全煮熟的食物，含乙醇类饮料等都会对造口产生刺激，最好不吃。由于人造口控制力差，还要少吃或不吃易产气的食物，如洋葱、地瓜等，以及朱古力、葱、虾等易产生臭气的食物，以免尴尬；干果、核桃及油煎食物等难于消化且易造成阻塞，而咖喱、咖啡等易引起稀便，也应尽量少食。

进行保肛手术的患者，应食用易消化的均衡饮食，不吃生、冷、坚硬、煎炸、腌制食物和禁烟酒，这样才能保证排便规律，保护"幸存"的肛门。

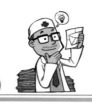

小知识

酸奶，酸酸甜甜的保护

由于经历了肿瘤、手术的创伤，大肠癌患者的肠道有益菌群平衡被打破，常常会感觉胃口不好、腹胀。这时，有个简单的方法可以调节，就是喝酸奶。

酸奶含大量乳酸菌和双歧杆菌，可及时为肠道"增援"有益菌群数量，且其酸酸甜甜的口味能刺激味蕾，增强食欲，明显缓解胃肠不适的症状。

酸奶最好在饭后喝，因为术后患者胃肠功能虚弱，有食物"垫底"，一方面减少刺激，一方面也使酸奶更好地发挥作用。

当然，如果肠道菌群失调比较严重，出现长期腹胀、腹泻，则应在医生指导下，服用整肠生等调节肠道菌群紊乱的微生态制剂。

化疗期间，如何方便患者进食

化疗患者常出现食欲不振等问题，软化食物有利于患者进食，保证营养。

软化主食：就是将饭变为粥、粥水，2~3碗粥等于1碗饭。但是，经常用粥或粥水代替饭是不够营养的，可用粉面、线面、云吞皮、粉丝、麦片、婴儿麦片、薯蓉或西米交替食用。

软化肉类：将肉剁碎后炆熟成肉糊。亦可用婴儿肉糊代替，因婴儿肉糊营养丰富。另外，也可考虑用鱼蛋、豆腐、腐竹、豆蓉代替肉类。

软化瓜菜：将瓜菜煮熟变成瓜蓉、杂菜汁。若将食物浓缩，可令食物原本的营养提高，患者进食少量也可吸收足够的营养。

软化水果：将水果炖熟使之变成果蓉、果汁。新鲜的可选用西瓜、木瓜、芒果、香蕉，炖煮的可选雪梨、木瓜、苹果。果汁可考虑选西瓜汁、木瓜汁、蔗汁等。

为省时省事，也可用婴儿食品，再加入糖粉和蛋白粉，每10匙蛋白粉就等于1碗饭的热量，而每3小匙蛋白粉就等于50克肉的蛋白营养。另外，也可考虑用超浓缩装营养奶，每包超浓缩装营养奶等于一包半普通装所含的营养物质。

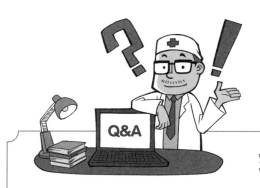

经典答疑

◆ 问：肠癌术后如何随访？

答：肠癌术后随访很重要。这个过程中，患者常存在两种极端，或者因为大意和逃避心理，间隔时间长，直到症状出现才不得不去；或者因过度担心，频繁复查，且依赖大型检查。其实，明白术后随访复查的目的后，进行针对性检查即可。

随访频度：术后前 2 年，大概每 3 个月一次；2 年后，半年复查一次；5 年后，则可每年复查一次。

随访内容：除了一般体检，主要有肿瘤标志物 CEA 检查、肝功能等抽血检查项目，以及 B 超或 CT 扫描、肠镜等检查。

当然，不是每次都需要做一整套检查。如肿瘤标志物检查，术后 2 年内每 3 个月应做一次；3~5 年内，每 6 个月检查一次。

内镜检查是术后随访比较重要的项目，如果术后第一次肠镜检查已经清楚了解了结直肠情况，其他情况正常，可在第 3 年复查结肠镜，如果情况仍然正常，此后可每 5 年查一次。如果术后并未进行盆腔放疗，一般术后每 6 个月要做一次乙状结肠镜检查，有助于发现局部复发病灶。

部分有高危因素的患者，术后 3 年内有必要进行胸腹和盆腔 CT 检查，以发现和及时排除胸腹腔转移。

问：肠癌术后10年，还要每年做肠镜吗？

答： 肠癌术后患者，综合治疗5年之后，复发率明显降低，但即便如此，每年复查肠镜还是非常必要的。

仍有些肠癌术后 10 年的患者，在复查时，发现了新长出的大肠息肉，这时医生需要根据每个人的情况，主要是根据肠道清洁度如何，来决定何时切除大肠息肉。

还有些患者是因每次肠镜检查前需要服泻药很痛苦，而不愿意定期复查，然而，目前服用泻药仍然是清理肠道的首选方法。

同时，还需要注意在服用泻药前一天就应该以面食、粥等易消化易排泄的食物为主，切忌进食蔬菜、水果等含纤维素丰富的食物，以免再度造成肠道清理不净的情况。

问：痔疮会变成癌吗？

答： 痔和癌是两回事，痔癌变的话有一定的其他合并因素。从其发病机制来看，痔疮一般不会发生癌变。

这是因为痔疮是直肠肛门部位管壁内静脉丛扩张、弯曲、隆起成团的一种静脉瘤，或称静脉血管团；而癌性肿物是由于细胞分化不成熟、过度增生形成的。两者有本质的区别。

　　痔疮主要是因肛门衬垫下移形成的，还与长期饮酒及食用大量辛辣刺激性食物等因素有关。痔组织与正常的肛门衬垫在结构上是相同的，而且终生不会改变，临床上亦罕有痔核发生癌变的报告。因此，从一般意义上来讲，痔疮是不会癌变的。

　　而至于一些合并大肠癌的痔疮患者，这多是由患处本身恶变所致，与痔疮无关。这种极少发生的情况，往往是由于痔疮黏膜糜烂，长期感染，反复发作，甚至合并肛门周围脓肿、肛瘘，久治不愈所致，属于痔疮的合并症状。由此可见，痔疮本身并不能诱发癌变。

　　但是，如果痔核本身长期受到炎症刺激，或处置不当，均可产生不同程度的病理改变，因此也应该加以重视。

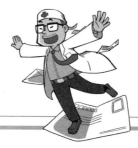

小 结

1. 大肠的检查方法各有优势，如大便潜血试验是发现大肠癌的最便捷方法，肛门指诊对便血的人非常重要，大家不应排斥任何一项检查。

2. 无论男女，50 岁以后都该去做一次肠镜，筛查大肠癌。

3. 治疗大肠癌，最好的方法是手术。早期的大肠癌手术治疗方法简单微创，通过肠镜、腹腔镜就可以解决；进展期大肠癌需要开腹手术。

4. 直肠癌患者，只要癌变组织距离肛门 3 厘米以上，就可以保留肛门；若是癌组织渗透到肛门括约肌，则需要切除肛门，并安装人工肛门。

5. 手术前后，需要进行化疗、放疗来辅助治疗，但放疗、化疗无法取代手术治疗。

6. 化疗会有些不良反应，要与医生多沟通，寻求解决办法，才可以缓解化疗期间的不适。

7. 大肠癌虽较温和，但是复发率仍然很高，手术之后必须要坚持定期复查。

这样做，才健康

生活行为篇

PART 1 ▶
肠胃好，身体倍儿棒

长寿老人共同的秘密

　　宋代大文学家苏轼，一生仕途坎坷，饱受风雨，但他还是活到了 65 岁。活到 65 算不算高寿？要知道在当时人们的平均寿命才 40 多岁，能活到 65，至少相当于现在的 90 岁！苏轼有啥长寿秘诀呢？其实他就信奉八个字：脾胃全固，百疾不生！要想不生病，就得把脾胃伺候好。苏轼不仅这样想，也是这样做的。他总结了一些诀窍，归纳起来是这样的："固脾节饮水，游乐多行走；盘腿擦涌泉，闲坐观菖蒲；地黄芪门煎，酌饮蛤蜊酒；长食茯苓面，常餐杞菊肴。"

　　除了要乐于运动，常按摩穴位，有个好心态之外，其他的都跟肠胃有关。对于补肠胃，苏轼认为最好的补品是麦门冬、枸杞和菊花，最好的食物是茯苓面。到了晚年，苏轼还把酒戒掉，不食肥腻，专心养胃，不消别药，百病自去。

　　老人益寿延年的诀窍很多，但是最重要的诀窍不是别的，就是养好肠胃，如果七八十岁了还跟年轻人一样饭量好，食欲好，身体肯定差不了。所以，养好自己的肠胃，才能更长寿。

50 岁之后一定要做一次
肠道检查

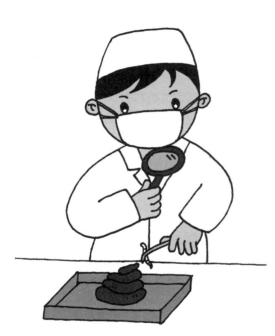

　　一个医生，特别是一个消化科医生，最不愿意看到的是什么？不是没有患者来看病，也不是患者交不起医药费，而是患者不肯早来看病，非要拖来拖去直到最后，就诊时才发现疾病已经没法治了。在这一方面，临床医生的感触颇深，相关的悲剧太多了。

　　就拿肠道肿瘤来说，一开始可能是腹泻、便秘，消化差，症状并不是特别明显，要是这时去看病可能就只是早期，做个手术就行了。可是，要是一直置之不理，再发展下去就会引起便血。有的患者经常性地腹痛、腹泻，无法忍受了再去看医生。遗憾的是，此时才就诊者绝大多数已是晚期。

有一次，有个消化科医生的一个亲戚来找他看病，说腹泻、便秘交替快2年了，时不时还便血。医生一听心凉了半截，马上叫他去做检查，不出所料，大肠癌晚期。这个医生天生一副好脾气，没对任何人发过火。但是这次发火了，大声质问为什么不早做检查。亲戚说跑肚拉稀谁都有过，除了大便不太好，平时也一直没什么异常，再说生意忙得很，哪抽得出时间来医院。那个脾气好的医生发了一通火，可也回天无力，肿瘤都扩散了，这个亲戚几个月后就病逝了。其实一点都不要觉得意外，每个消化科的医生都遇到过这样的事情，都发过类似的火，本来早点做一个简单的手术就能痊愈的疾病，硬是被"忙"给耽误成晚期，谁不着急？

这个医生的亲戚的事情在我们每个人身上都可能发生，所以，一定要强调早诊断早治疗的意义。为什么说50岁之后一定要做个肠道检查？原因就在这里。

辛苦了几十年的肠道到了50岁时，已经不像以前那样可以抵御多种疾病，许多致病物质趁机在肠道沉积，持续地刺激肠道，容易诱发肠道细胞癌变。特别是有慢性胃炎、结肠炎、溃疡病的患者更要注意。不要等症状已经明显到忍受不了的时候再来找医生，因为再高明的医生对晚期恶性肿瘤也没有太多办法。

肠道养生"三部曲"

平衡膳食

根据中国营养学会组织修订的《中国居民膳食指南》(新版)，建议一日三餐应做到粗细搭配，尤其要常吃薯类、豆类等富含膳食纤维的食物。此外，还应注意每天吃奶类、大豆或其制品；适量饮用酸奶补充益生菌，常吃适量的鱼、禽、蛋和瘦肉；减少烹调油用量，吃清淡少盐的膳食。

适当运动、愉悦情绪

大家或多或少都有过这种感觉，在考试、面试、愤怒等时候，都可能引起胃肠不适，甚至腹泻。这是由于压力、紧张、焦虑导致肠胃血流变少，进而胃酸分泌减少，或者肠道蠕动紊乱。相反，运动可以促进消化液分泌，使肠道有规律地蠕动。因此，保持愉悦的情绪并坚持适量的运动锻炼，可以促进肠道健康。

合理用药，勿乱用抗生素

一个年轻的小伙子每天在单位食堂吃饭，由于担心单位食堂不干净，每次吃完饭他都要吃两粒抗生素。一年后，他死于多重耐药肠球菌感染，连药效最强的万古霉素都没能挽回他的生命。

"不干不净，吃了没病"，这话虽然不太准确，但肠道是多种细菌共存的环境，如果"太干净"，把有益菌都杀灭了，反而不利于人体健康。所以，不能随意用药，特别是抗生素，要知道合理用药很重要。

健康饮食，向肠癌说不

有证据显示，在癌症患者中，有 40％的患者患病是由饮食不当引发的，这其中就包括大肠癌。饮食不当的突出特点是：糖、动物脂肪和胆固醇等摄入过多，膳食纤维和维生素等明显缺乏，以及在高热量摄入的同时兼有运动量过少等。

专家建议：

①避免摄入过多高糖和高脂肪食物，如奶油蛋糕、巧克力、油炸食品、甜点、甜饮料等，以使自己的体重达到并维持在理想状态。

②避免过多饮用烈酒，但适当饮用红酒，可以预防大肠癌。

③增加膳食纤维的摄入，能显著降低大肠癌的发病率，如萝卜、淀粉类食物。

④通过膳食补钙，可以使肠道细胞分裂速度减慢，降低大肠癌发病率。含钙量较高的食物有牛奶、虾米、海带、黑芝麻、花生，以及豆类等，但每日摄取的钙总量不应超过 2000 毫克。

每天按时给**肠道按摩**

肠道总是时不时地出点小毛病，一个月里总有几次大便不正常，不是干就是稀，还总"咕咕"叫，但通常不用治疗过几天就好了，这是由于平时生活习惯不好，使肠道变得敏感造成的。若平时多给自己的肠道按摩按摩就会好很多。

但有人会感到疑惑，肠子在肚子里面，你在外面按摩有什么用呢？其实，给肠道按摩，是源于医生们的经验。若是对肠道闹出的小动静置之不理，过不了多久，肠道就会变得更脆弱，以致生病。

现在人们的运动量比以前少得多，特别是上班族，整天坐在办公室，肠道的应激性越来越差。之所以要给肠道按摩，就是要让自己的肠道活跃起来。

办法很简单，晚上睡觉前，找点风油精擦在肚脐周围，用手按顺时针方向摩擦腹部，再逆时针方向按摩，每天做几十次，一直到腹部变热。这个方法很多消化科医生都在用，并不是什么土方法，中医就记载了这种按摩治疗腹部疾病的方法。

绝大多数功能性疾病，通过这种方法都会有疗效，比如消化不良、肠易激综合征、功能性腹泻等。一些患者在坚持按摩腹部一段时间后，经常会发现自己的肠胃"听话"多了，这样简单实用的方法，实在有必要让人们推广下去。

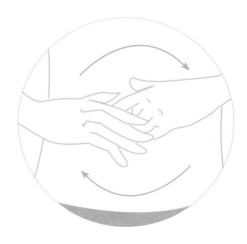

PART 2 ▶
改掉坏习惯，肠道不遭罪

别让烟酒伤了**肠胃**

烟酒伤身，人人皆知。在消化科做了很多年的医生，接诊了无数个患者，记录了无数个病例，所有的病例上都会有这样两条：一条是："是否有吸烟史？吸烟多少年？最近半年来每天吸烟多少支？"另一条是："是否有饮酒史？饮酒多少年？每次饮酒量是多少？"为什么一定要有这两条？原因很简单，烟酒是引起很多疾病的重要病因，特别是对胃肠道会造成损害。

过量的和浓度过高的酒精都会损伤胃肠黏膜，对消化道分泌功能也有影响，很多急性胃炎、溃疡病和应激性肠炎患者就是因为喝酒才染上疾病。而且酗酒绝对是诱导肠胃癌变的重要原因。

酗酒能引起消化道疾病，这不难想象，毕竟酒是要途经消化道的，可是很多人不明白为什么吸烟也会引起消化道疾病。大家不要以为烟吸进去再吐出来就不会留在身体里，其实香烟的烟雾里有很多有毒颗粒会留在唾液中，吃饭、喝水、咽唾液时都会把有毒颗粒吞到肠胃里。这些有毒颗粒对肠胃黏膜的刺激非常大，久而久之，就会促进胃黏膜癌变。

另外，烟雾中有很多有毒物质还被肺脏吸收入血，随着血液到达全身各处，其中就包括肠胃，一些老烟民就是这样，十几年、几十年地给予肠胃长期的刺激。可以说，烟就是就是癌症的帮凶。

所以应尽量远离烟酒，毕竟肠胃是自己的，怎么能让烟酒给伤害了呢？

运动后不能立即喝冰水

运动时汗如雨下，水分损失不少，补充水分是必要的。可是如果一口气喝进去一大罐子水，这么多的水分通过胃肠道进入血管里，就会稀释血液，使血容量增加，引起"水中毒"，这样，心脏就会受不了，还有发生脑疝的危险。所以，水是一定要补，但是要补得正确。看过网球和乒乓球比赛的人都知道，比赛中运动员每局只喝几口水，还要分两种，一种是盐糖水，一种是纯净水。

一些人运动后扯着嗓子喝水，感觉很爽，可是事后总会胃痛，还拉肚子。还有，运动后喝水，不能喝很冰的。运动时身体热量大量散发，肠胃也没歇着，一样处于运动状态，胃肠道血液流速会比平时快很多，这时如果灌进去一瓶冰水，等于往火上浇了一泼水，胃肠哪受得了这刺激？你若是经常这样糟蹋肠胃，时间长了，肠胃反过来就糟蹋你！

最好的做法是，运动时每 20~30 分钟喝一次水，每次喝 120~240 毫升。一次喝得太多，肚子里带着大量的水运动，对胃肠道会有不良的刺激。

如果运动量不大，运动时间不超过 90 分钟，身体不会流失电解质和矿物质，补充水分就可以了。如果运动量很大，运动后水分丢失达体重的 2% 以上，身体就会出现严重缺水，最好喝一些带盐或含电解质较多的水或运动饮料，免得出现抽筋等现象。

请正确地给**肠道排毒**

有句话说："要想不死，肠中无屎！"很通俗，但是也很有道理。许多医生说到排毒这个话题，也一致认为，人在生活中要接触很多对身体不利的东西，是要定期排一下毒，但是不能胡乱排，人体毕竟是一个系统，其中的生物学机制没那么简单，要是总相信各种广告的宣传狂排一通，身体一样会垮掉。

人体内的"毒"是怎么产生的？是因为人的整个机体就是处于不断地新陈代谢的动态过程中。吸收、代谢、排泄是机体内各种管道的共同特点。如果这些管道的流通受阻，吸收、排泄过程不畅，均可产生"毒"。以消化道为例，消化管道是人体重要的吸收、排泄管道，流通之物如果受阻，就会产生"毒"。毒素不能及时排出体外，而被机体重新吸收，便对人体造成危害。

对于如何排毒，可不是吃什么排毒保健品就能解决的，用中医的话说，完善的排毒并不是一排了之，排便只是排毒的初级阶段，真正科学的排毒是"排""解""调""补"的有机结合。这不是几粒药丸就解决得了的！

其实，在生活中，不需要把排毒设计得那么复杂，不用药物，也不需要借助医护人员和医疗器械，自己就可以用天天要吃的食物来解决难题。

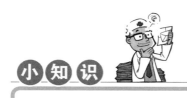

有效的"食物大扫除"方法

喝鲜果汁、鲜菜汁,它们是自然的人体"清洁剂",它们进入人体消化系统后,会使血液呈碱性,有助于一些毒素溶解排出体外。像葡萄、苹果、胡萝卜、草莓等,都可以达到良好的效果。

常吃海带,海带里的胶质能促进体内的"废物"随大小便排出人体,有很好的防病作用。

常喝绿豆汤,绿豆能排毒,可清热解毒祛火,在中医学中,绿豆是一味常常用来解多种食物或药物中毒的中药。

黑木耳和菌类植物也非常好,黑木耳是"素中之荤",它所含的一种植物胶质,有较强的吸附力,在人体中可把残留在消化系统的灰尘、杂质吸附集中起来排出体外,从而起到清胃、涤肠的作用。黑木耳和菌类植物都有防治心血管病和良好的抗癌作用。

光吃还不够,还要注意一些生活方式。比如保持正常的作息时间,每周坚持进行 2~3 次能够令人出汗的运动,平时多喝水,膳食中增加一些高纤维的食物如麦片等。总之,最好的排毒方式就是这样,简单科学地生活,比任何药物都有效。

PART 3 ▶
几种常见的肠道问题

搞定便秘，
不同情况不同办法

　　每周排便少于 2 次，持续 3 个月以上，排便费力，粪质硬结者，可视为便秘。

　　发生便秘时，应先去医院检查，排除器质性原因。若无明确病因，多为功能性的习惯性便秘，就可以针对不同的情况，采取不同的对策。

状况一：大便干结

　　表现：大便干、硬，如羊粪般呈颗粒状，有便意，但排出费力或感觉排不尽，还可能导致肛裂出血。

　　对策：增加大便总量，润滑肠道。

　　老年人消化液分泌减少，消化能力减弱，食物过于精细或过多食用煎炸食物，或者喝水量不足，导致大便量少，大便干结。如果不及时排便，大便会更为干结，更难排出。

　　对此，需要增加便量，同时润滑肠道。日常饮食应以清淡松软为主，增加膳食纤维尤其是可溶性膳食纤维的摄入量,同时可以适当进食富含油脂的食物,如杏仁、夏威夷果、巴旦木等坚果。还可选择蜂蜜、芝麻等具有润燥通便功效的食物。花生油、芝麻油等植物油能直接润肠,而且其分解产物脂肪酸有刺激肠蠕动的作用,可酌情选用。

此外,多喝水,不仅能补充水分,还能激活肠胃,加快肠蠕动。每天喝 1500 毫升以上的水,早上起来空腹喝一杯水,均对改善便秘有帮助。

状况二：肠道蠕动缓慢

表现：常伴随腹胀、消化不良、嗳气等。

对策：增加粪便体积。

肠道蠕动缓慢,会导致食物残渣在大肠内停留过久,残渣内水分被肠道重吸收,也容易导致大便干结。

增加粪便体积,可以刺激肠道蠕动,产生便意。因此应保证摄入足够的食物,同时要摄入富含膳食纤维的食物。膳食纤维不能被消化,作为食物残渣,能显著增加粪便体积,帮助排便。膳食纤维含量高的食物,除了青菜水果,还包括燕麦、荞麦、红薯等粗粮,以及各种海藻类、菌菇类,可经常适当进食。

萝卜、蒜、葱、豆类等产气食物对防治便秘也有好处。气体对肠道起"鼓胀"作用,有利于增加肠蠕动,促进排便。

运动也能促进胃肠道蠕动,日常应多锻炼(如慢跑、快走等)。以肚脐为中心,顺时针按摩腹部 30~50 圈,每天一次,对于防治这一类型便秘也有一定的效果。

状况三：无力排便

表现：常体弱无力,与排便相关的肌肉收缩无力,导致有便意但不能自行排便。

对策：减少粪便体积。

昏迷患者、卧床体虚患者等往往无力排便，继而引发便秘。对于这类患者，增加膳食纤维的摄入反而会增加肠道负担，加大排便难度。对于这种情况，通常需要人工辅助排便。在饮食方面，比较恰当的做法则是减少粪便体积，不主张患者吃太多东西，增加过多的膳食纤维。

如何在吃得少与营养充足方面获得平衡呢？可求助医生，帮助计算患者每日所需营养分量，然后给予精细食物，甚至人工调配的营养剂，以提高吸收率。在满足营养的同时，尽量减少食物残渣，从而缩减排便次数，减轻患者痛苦，必要时可使用全配方的营养素。

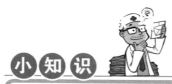

小知识

顺时针按摩促排便

长期坚持腹部按摩，使胃肠蠕动加快，可促进食物的消化吸收，使肠道通畅，从而起到保健功效。

顺时针按摩腹部可促进肠道蠕动，有助于排便，减轻便秘症状。方法为：半卧位躺在床上，或取坐位，身体放松，右手手掌放于腹部，左手掌放于右手背上，按顺时针方向（从右下腹部起，向上推至右上腹部，接着在脐上方横过腹部，至左下腹，然后推到原处算作一圈）按摩腹部。而逆时针按摩腹部则有可能起止泻作用。

餐后腹胀、消化不良的患者，在腹部不适时或餐后10~15分钟进行。时间控制在5~30分钟，或以顺时针按摩一圈为一次，共按摩100次。

急性腹泻，注意补液

腹泻可以由各种各样的因素引起，最主要的原因是病从口入，特别是小孩子，常常因为不卫生的饮食习惯和吃了不卫生的食物而导致腹泻，这类腹泻通常在家里就能搞定。

如果腹泻严重，一时未能控制，就要及时补充液体。腹泻需补充电解质和水分。

自制救命液

氯化钠2.5克 ＋ 氯化钾1.5克 ＋

碳酸氢钠（小苏打）2.5克 ＋ 葡萄糖（或白砂糖）20克 ＋

普通饮用水加至1000毫升

注意白糖不宜加得过多，以免加重脱水症状。

还有一种更简单的补液水

取米汤 500 毫升 ＋ 细盐 1.75 克

按每公斤体重 20 ～ 40 毫升配制，4 小时内服完，之后酌情补充

也可以买些运动饮料来喝，也能补充一些电解质。

口服补盐液 (ORS 液)

可在附近的药店或医院购买。与前两者自制补液相比，口服补盐液的成分更接近体液，效果更好。轻、中度腹泻患者都可以在家中使用。

不过要谨记，无论是否应用补水液，一旦腹泻严重或急性腹泻，都要及时找医生诊治。

慢性腹泻隐藏着重大疾病

慢性腹泻与急性腹泻不同,其病程多在 2 个月以上,病因比急性腹泻更复杂。

常见病因

肠道感染性疾病 寄生虫、肠结核等疾病可能会引起慢性腹泻。

小肠吸收不良 消化不良、小肠切除过多等疾病常会使食物不能完全被吸收,从而引起腹泻。

肿瘤 肠道肿瘤引起的慢性腹泻容易被人们忽视,其中大肠癌、结肠息肉等最常见。

其他疾病 肠易激综合征、胃大部切除术后、不完全性肠梗阻、甲亢等疾病也会引起慢性腹泻。

若是慢性腹泻伴随发烧、血便、体重减轻,有可能是溃疡性大肠炎和克罗恩病,或者是大肠癌等重大疾病。

溃疡性大肠炎的腹泻会反复发作并且很顽固,会有持续血便,很消耗体力,一旦用药治疗可以改善症状,但好转后会再次复发甚至恶化的可能性大。

由于克罗恩病不仅局限在大肠,小肠处也有不明原因的炎症和溃疡,所以摄取的食物不能很好地消化,从而频繁地引起腹泻,虽然血便少,但是有时肛门会突然排出大量血液(便血)。

大肠癌导致的慢性腹泻,常是腹泻和便秘反复交替发生。

如果出现慢性腹泻,一定要去医院查明病因,要及早接受治疗。

肠易激综合征
——典型现代病

一紧张就放屁，一吃早餐就腹泻，一临考就便秘，一开会就腹痛……去医院做胃肠镜等检查，既没有细菌病毒感染，也没有溃疡息肉肿瘤，这个现象还特别容易发生在忙碌的学生和白领身上！

上述现象可归类为肠易激综合征(以下简称"肠易激")。全球消化科专家所公认的《功能性胃肠病罗马标准 III 》规定，最近 3 个月，每个月有 3 天以上反复出现腹痛或不适；并且这些不适或在排便后缓解，或排便频率改变，或大便有外观改变(此三项至少符合两项)；而且同时排除了器质性疾病，方可诊断为肠易激综合征。

内忧：心理压力

医学界已有共识，肠易激与心理因素有很大的关系。

资料显示，38% 患者在患上肠易激或症状突然恶化时，可从日常生活中找到精神受刺激或情绪波动等方面的因素。其中，较为常见的是工作量骤增、经济负担加重、失业、人际关系不良等。

因此，要想减轻甚至摆脱症状，就必须学会自己减压。这一点太重要了，临床中甚至有一些患者没有经过任何的药物治疗，只是听从了医生的意见，保持轻松的心态，少让自己处于疲劳状态，症状就都可以极大地缓解。

外患：注意环境卫生

肠道感染在肠易激发病中的作用不容忽视。有一个叫"感染后肠易激"的概念，即人在急性胃肠道感染一段时间后，开始出现肠易激的症状。

因此，生活中注意不喝生水，不吃腐败变质食物，饭前便后及处理肉类食物后要洗手，吃彻底煮熟、煮透的食物。

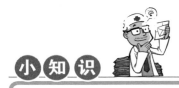

小知识

治疗是持久战，别随便吃抗生素

肠易激通常在成年的早期出现，可持续终生。因而，肠易激的治疗是持久战也是综合战。"别自己乱吃药"，抗生素短期内虽能改善症状，但临床上不少人因腹泻而随意服用诺氟沙星、环丙沙星等抗生素，最终导致肠道菌群失调，反而加重了腹泻。

多屁有病，治屁有方

屁特别多，食物是最主要的原因，有些食物易造成胀气。除此之外，狼吞虎咽、消化功能不佳、肠蠕动功能减退都是多屁的原因。如老年人及习惯性便秘者，因肠腔缺乏张力，推动力差，食物残渣停留时间长，产气就多，所以频频放屁。不论出自何种原因，多屁都应视为病态并须进行治理。

如何减少放屁呢？这"治屁"也要讲科学之法。

首先，应调节食物结构，暂停食用易产气的食物。豆类、蛋糕、软性饮料、洋葱、卷心菜、豌豆、花椰菜、萝卜等都是最易产生气体的食物，在选择上面自然要加以注意。

餐桌上养成好的饮食习惯，也可以减少放屁，比如细嚼慢咽、不在吃饭时看书、看电视，汤要慢慢喝，不要"咕嘟咕嘟"一口气喝完，这样才可避免吞下太多的空气。

易产生气体的食物，如豆类、蛋糕、软性饮料、洋葱、卷心菜、豌豆、花椰菜、萝卜等。

细嚼慢咽、不在吃饭时看书、看电视，汤要慢慢喝，不要一口气喝完。

同时，还要养成良好的排便习惯，避免便秘。

最好而又无副作用的消除肠气的方法是加强锻炼身体。散步、慢跑、打太极拳，都能促使大肠增加收缩的次数，将气体向下推。

还有一个极容易做到的办法是腹部按摩，能极有效地消除肠胀气。许多人就是利用这一简单的办法，解除了肠胀气的困扰。

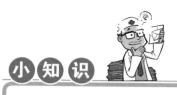

放屁过多，不妨吃点"细菌"

应对肠道菌群失调引起的放屁过多，光靠吃些促进胃肠蠕动与排气的药物只能治标，不能治本。有效的方法就是平衡肠道内的菌群数量，使其恢复到正常水平。

最有效的方法就是吃些好细菌，使其数量增加。可使用一些微生态调节剂，这些调节剂含有双歧杆菌等对人体有益的细菌，还可以补充酸奶、酵母片等食物，它们也含有对平衡菌群有利的细菌。

用温水服用微生态制剂，并要将其放置冰箱保存，服药期间不能服用抗生素。

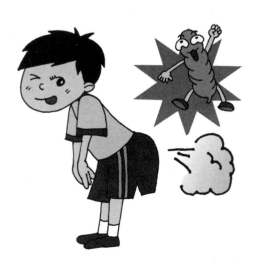

防痔高招

养成排便好习惯

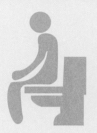  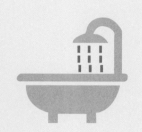

上厕所时间不宜过长,排便时间以 3~5 分钟为宜,不要过分用力。

有便意感时,不要忍着不解大便,否则容易引起习惯性便秘。

及时治疗胃肠道疾病和肛门周围的炎症,保持肛周清洁,最好每天用温水清洁肛门一次。

养成饮食好习惯

 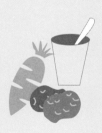 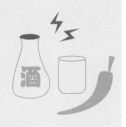

早起床,吃好早餐。

应多吃粗粮、豆类、蔬菜、水果等富含膳食纤维的食物,防止便秘。

不吃或少吃刺激食物,譬如辣椒和酒。

养成生活好习惯

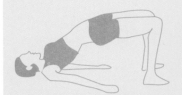

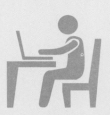

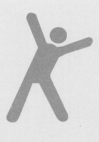

每日早晚两组
提肛运动。

避免久坐、
久站、久蹲。

适当做运动，
增强体质。

　　黑芝麻、生地、决明子、肉苁蓉等中药，可润肠通便，凉血止血，防痔治痔。

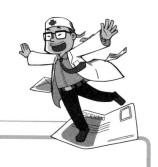

　　1. 要想大肠健康,要培养好的饮食习惯、运动习惯,改掉不吃早餐、不吃乳制品、不吃蔬菜水果、不喝水、不运动这些坏习惯!

　　2. 肠道是身体健康的晴雨表,很多肠道问题反映了全身的健康状况,要学会科学处理肠道问题。

　　3. 排便习惯对大肠健康尤为重要,经常强忍着不去排便、排便时间过长、不注意肛门清洁保护,这些坏习惯统统要不得。

　　4. 若是出现自己无法缓解的肠道问题,比如腹泻、便秘、便血,甚至出现贫血,要及时到医院检查,确认大肠的健康状况。

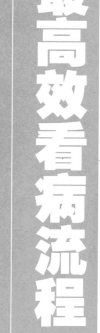

最高效看病流程

聪明就医篇

PART 1 ▶
如何就诊更高效

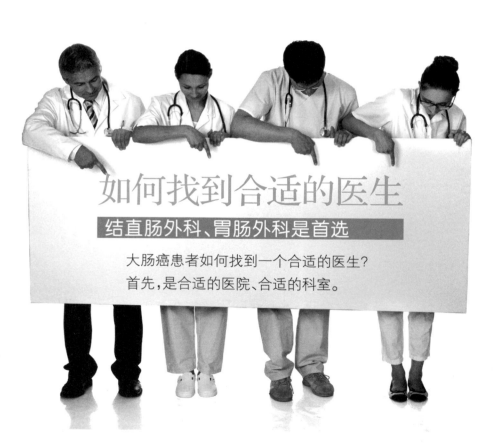

如何找到合适的医生

结直肠外科、胃肠外科是首选

大肠癌患者如何找到一个合适的医生？
首先，是合适的医院、合适的科室。

例如,中山大学附属第六医院拥有国内最高水平之一的结直肠癌会诊诊治中心,其结直肠外科分科细致,下设专门的结直肠癌亚专科。此外大多数三甲医院都开设了结直肠外科。胃肠外科也是大肠癌患者的首诊科室。

现在国内不少医院开设了结直肠癌专业诊疗组、诊治中心,或是专病门诊。这些组织一般会由医院专攻结直肠癌的医生主诊,患者集中,医生对该病也相对更有经验。

所以,如果你所在城市的医院有开设结直肠癌门诊,这无疑是最合适的选择。

大肠癌的治疗要多管齐下,治疗手段有手术、化疗、放疗,需要"单刀直入"还是"多管齐下",如何确立这三大手段的最佳顺序还需要多学科的会诊讨论。对于转移性大肠癌,甚至还需要联合肝胆外科、胸外科、介入科等多学科综合治疗团队会诊讨论。

大肠癌联合诊治的初衷正是为了综合患者心理、体能状态评估和经济承受能力,充分尊重患者及其家属的治疗意愿,优化治疗方案的顺序,为每一位患者制订出个体化的最佳治疗方案。

此外,患者治疗后的专业及家庭护理宣教、功能锻炼和恢复训练、定期检查提醒也需要护理部、康复科和随访办的共同努力。

看病时，该如何咨询医生

　　到医院看病的时候，患者都希望医生能看久点，看详细点，说得多些，解释得清楚些。而医生又希望能够高效全面地解决患者的问题，并尽可能节省时间，以便能帮助更多的人。

　　那么，来看病的人应该怎样做，才能从医生的话语中得到更多"有价值的东西"？

医生问的问题，你知道怎么答吗

◆一般情况

年龄

性别

体重，是否超重

平时饮食特点，特别是酒精摄入以及饮食习惯

平时工作特点，是否压力大

家族情况

◆发病情况

有什么症状（如腹痛、腹泻、便秘、血便等）

首次出现的时间，症状持续多久

症状有没有加重或减轻

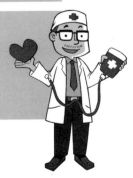

◆其他情况

是否有高血压、糖尿病、高血脂、肠炎等疾病
平时用过什么药,药有没有效果
是否做过相关检查
是否经历过抗肿瘤治疗

网络咨询是一种新时尚,在某种程度上满足了很多人"家里有个医生"的愿望,但网络看病与现实生活面对面的诊疗有巨大差异。

我们都知道,看病需要"望"、"闻"、"问"、"切",再加上必需的检查,医生才能充分了解病情。但网络问诊依赖的是患者自己对病情的描述和图片资料。

例如,很多网络咨询是这样开始的:

"× 医生,你在吗?"

"在。"

"医生,我可以问你些问题吗?"

"可以。"

"我肚子痛。"

"哪个地方痛?痛多久了?"

……………

开场如此之长,而且这样的问法并没有提到实质问题,医生也无法确切了解你的任何病情,无法帮助到你。

无论是网络咨询还是面对面看病,许多人都说不明白自己究竟哪里不舒服,描述得并不够具体,回答医生的问题也不够准确,如此就会浪费大量的时间在引入正题上,而这也会使医生得不到想要的信息。

这就要求患者对如何咨询医生有基本的了解：如何叙述病情、怎样回答医生的问题。

应对这些问题，你在就诊前需要准备好答案，或者列下一张清单：

◆发病的情况：什么时候开始，发现什么样的不适，具体的感受，以及持续的时间。

◆发病时以及发病后是否接受过治疗，什么治疗，以及治疗效果。

◆是否还有其他疾病？为了治疗这些疾病，是否服药？服用过什么药？（如难以记录，可以带上瓶子或说明书，或者事先记录好服药情况。）

◆既往是否做过检查，检查报告是否还在？（收集好，并按时间顺序排好、装订，不要随意折叠，以免在诊室中翻找。）

◆自己迫切想问的问题。

回答医生问题的技巧

站在医生的角度，医生判断病情需要获得患者的"主诉"和"病史"，前者指的是迫使你就医的最主要感受或病情，以及这种情况持续的时间；后者则是较详细而有针对性地叙述此次发病的经过，以及既往有无生病的历史。

如果在其他医院做过检查，也要将在其他医院做过的检查、化验结果跟医生交代清楚。

所以，患者回答医生的问题时，最好就针对以上三者，简明扼要地陈述自己的病情。

	有效陈述	无效陈述
症状	大便带血、腹泻、腹痛	肚子总不舒服
感受	肚子持续痛、间歇痛	就是痛
时间	一周、一个月等具体时间	很久了或没多久
变化	症状加重了或减轻了	不清楚
诱因	一有压力就容易拉肚子	莫名其妙
用药	吃过叫 XX 的药	吃过中药、西药

回答要点：

◆按时间顺序，描述病症的进展。

例如：今天早晨 8 点钟左右，我突然感到下腹部剧痛，到下午 4 点钟腹痛固定到右下腹。

◆把症状描述清楚。

例如：我大便带血有 1 个星期了，每次大便还有点疼。

◆详细说明吃过什么药，这些药物有没有效果。

例如：我吃了叫 XX 的药，吃了以后感觉好多了 / 吃了以后没什么效果，还是痛。

◆详细说明做过什么检查，结果如何，最好带上检查结果就诊。

例如：我在 XX 医院做了肠镜检查，结果显示有大肠息肉。

最好按时间顺序,把所有的症状串起来。这样就能条理清晰,也方便医生了解你病情的发展。

另外,由于现在专科化越来越明显,越来越细分,俗话说,隔行如隔山,一个专科医生不可能明白所有疾病问题,所以当医生回答说"抱歉,这超出我的专业范围了",也请你理解,这时可以咨询医生像你这种情况该看什么科室。

还有很多患者脑子里一片疑问,在医生面前却一片空白,走出诊室,才发现自己有很多重要的问题都没有问到。

走出诊室前,确保你知道这些问题的答案

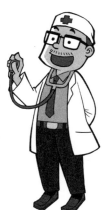

我患了大肠癌吗?

我现在还需要做别的检查吗?

发展下去会有什么后果?

接下来我该怎么做?吃药还是准备手术?

吃药效果如何?有什么明显的不良反应?要怎么注意?

手术我需要做哪些准备?

术后多久回来复查?

生活方面应如何调整?

提醒：

要记住这些问题的答案，同样建议你用笔或者打开手机的备忘录，简单记录下来。看病时，直接切入正题。

提醒：

医生都喜欢理性且又对自己的病情有所了解的患者，你大可以向医生提出你的疑惑，但是请不要拿网络搜索的资料或者所谓中医养生之类的理论来与医生争辩，这无疑会让医生困惑。

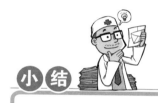

小结

1. 直面病痛，切忌讳疾忌医。
2. 科学描述，不要模棱两可。
3. 简明扼要，避免闲聊谈天。

大肠癌，
诊疗过程是这样的

大肠癌的诊治，尤其是直肠癌的诊治，不仅仅只有肛肠科的医生参与，还需要很多其他科室的专业医生，共同诊断治疗。

直肠癌因其位置深入盆腔，解剖关系复杂，手术难度较结肠癌更高。尤其对于低位直肠癌患者，如何提高手术保肛率，完善排便功能和性功能保护是目前治疗的一个难题，再加上大多数患者发现时已经不是早期，因此，一般来说对于直肠癌的诊断和治疗都不是单一的学科能够完成的。

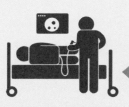

消化内镜科的医生取足够多的肿瘤组织活检

先从高危人群中进行筛选

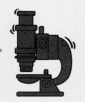

病理科的医生明确病理诊断

结合影像科的医生综合评定患者的临床分期

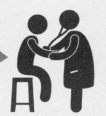

分子诊断科给出患者的遗传或表观遗传的特性

外科治疗　化疗　放疗

由结直肠肛门外科、化疗科、放疗科的医生共同讨论,确定具体治疗策略

最后按期随访治疗效果

大肠癌诊疗过程

提高门诊就医效率的 5 个技巧

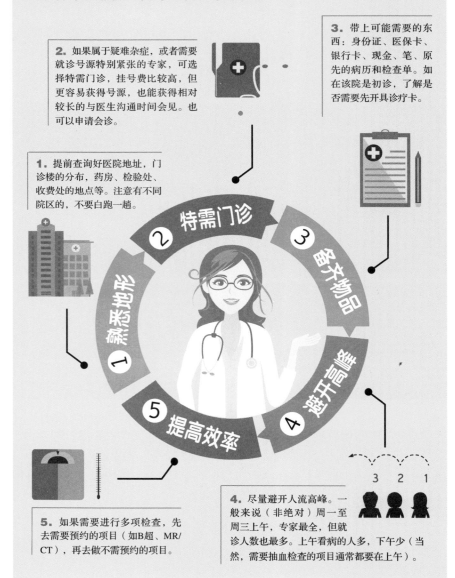

2. 如果属于疑难杂症，或者需要就诊号源特别紧张的专家，可选择特需门诊，挂号费比较高，但更容易获得号源，也能获得相对较长的与医生沟通时间会见。也可以申请会诊。

3. 带上可能需要的东西：身份证、医保卡、银行卡、现金、笔、原先的病历和检查单。如在该院是初诊，了解是否需要先开具诊疗卡。

1. 提前查询好医院地址，门诊楼的分布，药房、检验处、收费处的地点等。注意有不同院区的，不要白跑一趟。

特需门诊

熟悉地形

备齐物品

避开高峰

提高效率

5. 如果需要进行多项检查，先去需要预约的项目（如B超、MR/CT），再去做不需预约的项目。

4. 尽量避开人流高峰。一般来说（非绝对）周一至周三上午，专家最全，但就诊人数也最多。上午看病的人多，下午少（当然，需要抽血检查的项目通常都要在上午）。

3 2 1

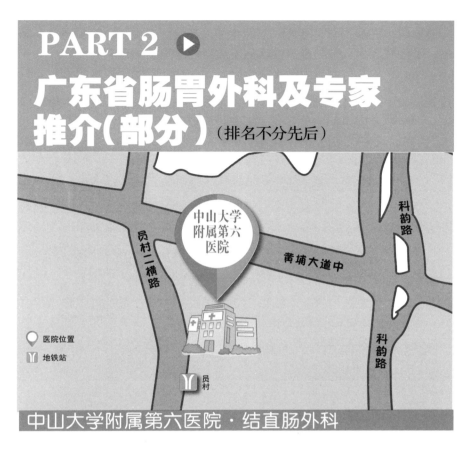

PART 2 ▶
广东省肠胃外科及专家推介（部分）（排名不分先后）

中山大学附属第六医院

员村二横路

黄埔大道中

科韵路

科韵路

○ 医院位置
🍴 地铁站

🍴 员村

中山大学附属第六医院·结直肠外科

地址：广东省广州市天河区员村二横路26号。

电话：020-38254000。

推荐专家：汪建平，中山大学附属第六医院结直肠外科主任，擅长结直肠肿瘤、炎性肠病、肛管良性疾病，尤其是结直肠癌根治术、保肛门手术和保护性功能的直肠癌根治术、家族性息肉病和痔、瘘、便秘的诊治。

出诊时间：特需门诊，需预约。

推荐专家：兰平，院长，主任医师。擅长食道、胃肠、胰腺外科各种常见病、疑难病的诊治及结直肠癌、溃疡性结肠炎、克罗恩病的外科治疗。

出诊时间：周一上午。

推荐专家：王磊，结直肠外科三区主任，教授，副院长。擅长结直肠肿瘤，炎症性肠病、肛门良恶性疾病及放射性肠炎的处理。
出诊时间：周二、周五上午（结直肠肛门外科，直肠癌联合门诊）。

推荐专家：邓艳红，肿瘤内科主任，主要研究结直肠癌干细胞在结直肠癌化疗耐药发展中的作用及分子标记物在预测化疗有效性中的应用。
出诊时间：周一、周三上午。

中山大学附属第六医院结直肠外科简介

　　中山大学附属第六医院是国内乃至世界最大的胃肠肛门医院，拥有国内最高水平之一的结直肠癌会诊诊治中心，开设华南地区首家直肠癌联合诊治中心和炎症性肠病联合诊治中心、便秘会诊中心。

　　中山大学附属第六医院结直肠外科分科细致，下设结直肠癌、炎症性肠病、疝气、放射性肠炎、慢性便秘、肛周良性疾病等十个亚专科。

　　在结直肠癌根治术及低位直肠癌的保肛门、保护性功能的根治术方面，尤其经括约肌间切除超低位直肠癌根治术（ISR），在全国处于领先地位，年均完成腹腔镜结直肠癌根治术超500例。

特色医疗：

　　1. 结直肠癌根治术、腹腔镜结直肠癌根治术、直肠腔内超声诊断、内镜治疗。

　　2. 保留盆腔自主神经以保存术后泌尿和性功能、低位直肠癌保肛门的直肠癌根治术。

　　3. 多学科联合诊治大肠癌。

> ▶ **预约挂号方式**
>
> 　　1. 网站预约：广州市统一预约挂号。
> 　　2. 电话预约：020-38777676。
> 　　3. 支付宝钱包预约挂号：请在支付宝钱包中搜索"中山大学附属第六医院"，并加以关注，您将可在此完成预约、挂号、缴费、住院预交金缴纳、检查检验查询等。
> 　　4. 现场预约：门诊预约服务台。

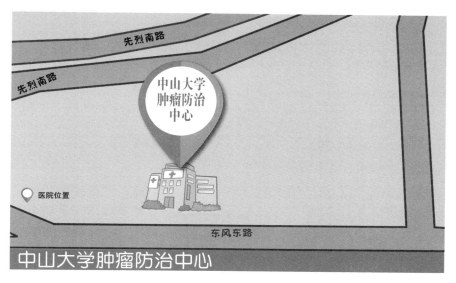

中山大学肿瘤防治中心

地址：广东省广州市东风东路651号。

电话：020-87343571。

推荐专家：徐瑞华（肿瘤内科），中山大学肿瘤防治中心院长、所长。专长为消化道肿瘤（肠癌、胃癌、食道癌、胰腺癌、肝癌）的治疗及研究。

出诊时间：周一上午。

推荐专家：万德森（结直肠科），主任医师、肿瘤医院大肠癌首席专家，主攻胃肠肿瘤外科，特长是结肠癌、直肠癌、胃肠道间质瘤以及肠癌肝转移的综合治疗。

出诊时间：周三上午。

▶ **预约挂号方式**

1. 网站预约：中山大学肿瘤防治中心官网、广州市统一预约挂号系统等。

2. 电话预约：020-87343533 或 87343633。

3. 微信预约：关注公众号"中山大学肿瘤防治中心"—进入公众号—医疗助手—预约挂号。

4. 现场预约：医院东大楼（1号楼）二楼预约挂号中心排队办理，或者在自助服务机挂号。

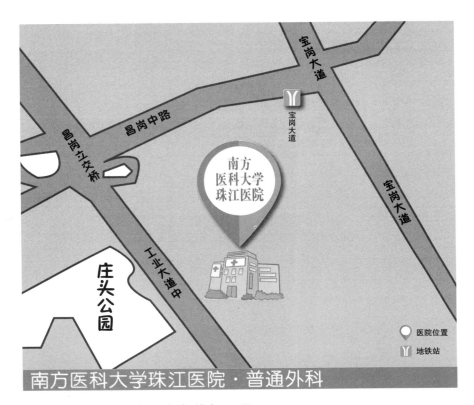

南方医科大学珠江医院·普通外科

地址： 广东省广州市工业大道中253号。

电话： 020-61643888。

推荐专家： 黄宗海，普通外科主任，擅长腔镜下胃癌根治术、结直肠癌根治术，特别是超低位直肠癌保肛手术及经自然腔道的内镜手术（NOTES），是消化道肿瘤微创手术的知名专家。

出诊时间： 周三上午。

▶ **预约挂号方式**

1. 网站预约：南方医科大学珠江医院官网。
2. 电话预约：020-62782020、114/160、86668114、12580。
3. 现场挂号：1楼、3~7楼均设有挂号处。

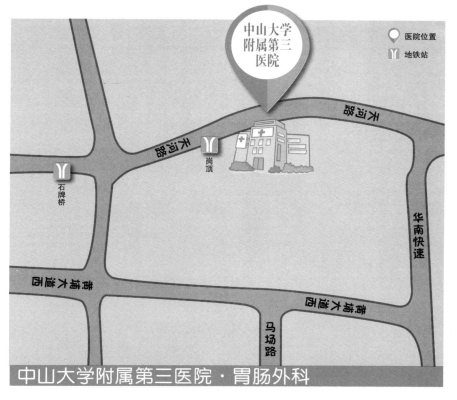

中山大学附属第三医院·胃肠外科

地址： 广东省广州市天河区天河路600号。

电话： 020-85253333。

推荐专家： 卫洪波，胃肠外科主任，是国内开展腹腔镜胃癌和结直肠癌手术的先行者之一，首创腹腔镜下，盆腔自主神经保护的直肠癌根治术以保护中低位直肠癌患者术后排尿和性功能。

出诊时间： 周四下午。

▶ **预约挂号方式**

1. 网站预约：挂号网、医护网（健康之路）、广州市统一挂号系统。
2. 微信预约："广州健康通"医院微信公众号。
3. 电话预约：95169、12580、12320、114、4006677400。
4. 现场预约：1号楼、6号楼门诊大厅一楼医院自助机、预约服务台。

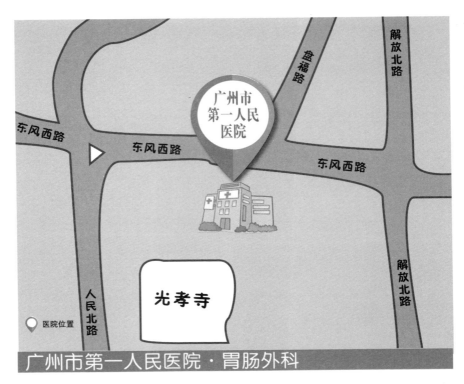

广州市第一人民医院·胃肠外科

地址： 广东省广州市盘福路1号。

电话： 020-81048888。

推荐专家： 曹杰，院长、主任医师，享受国务院政府特殊津贴专家。对普外科疑难重症疾病、消化道肿瘤和重症胰腺炎诊治等有丰富的临床经验，擅长胃肠疾病的手术治疗及腹腔镜在胃肠外科的应用。

出诊时间： 周二上午。

▶ **预约挂号方式**

1. 网站预约：广州市第一人民医院官网、广州市统一挂号系统等。

2. 电话预约：020-81048388。

3. 微信预约：微信关注"广州市第一人民医院"公众号。

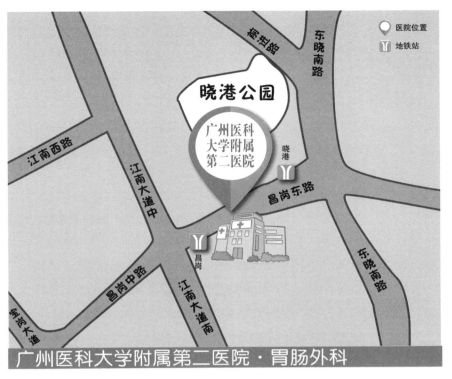

广州医科大学附属第二医院·胃肠外科

地址：广东省广州市海珠区昌岗东路250号。

电话：020-34152282。

推荐专家：洪楚原，主任医师，胃肠外科主任。擅长于胃肠肿瘤、痔瘘及腹外疝等的诊治。腹腔镜微创治疗结直肠肿瘤处于全国先进水平，最大限度地提高了直肠癌保留肛门，造福直肠癌患者。

出诊时间：周一下午。

▶ **预约挂号方式**

1. 网站预约：广州市统一挂号系统。
2. 电话预约：12320。
3. 微信预约：微信关注"广州医科大学附属第二医院"公众号。
4. 支付宝预约：支付宝添加"广州医科大学附属第二医院"支付宝服务窗。

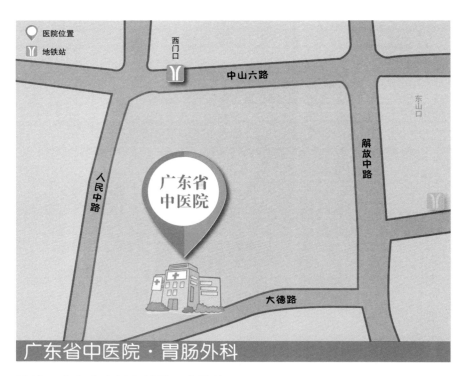

广东省中医院·胃肠外科

地址： 广东省广州市越秀区大德路111号。

电话： 020-81887233。

推荐专家： 万进，胃肠外科主任、主任医师。主要从事胃肠肿瘤外科，包括：结直肠肿瘤、贲门及胃癌、炎性肠病、复杂性肠瘘、先天性消化道畸形等临床工作，擅长胃肠道肿瘤诊断与综合治疗，尤其是腹腔镜胃肠肿瘤外科手术和直肠癌保肛手术。

出诊时间： 周二下午。

▶ 预约挂号方式

  1. 网站预约：广东省中医院官网、广州市统一预约挂号平台等。

  2. 电话预约：020-12320、114。

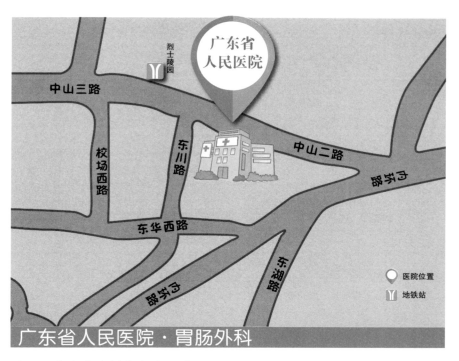

广东省人民医院·胃肠外科

地址：广东省广州市中山二路106号。

电话：020-83827812。

推荐专家：李勇，副主任医师，普外一区行政主任。擅长胃肠外科各种疾病的治疗，研究方向为胃肠肿瘤规范化治疗及营养支持治疗、腹腔镜微创手术治疗。

出诊时间：周二上午。

▶ **预约挂号方式**

1. 网站预约：广东省人民医院官网、医护网、160网、广州市统一预约挂号系统等。
2. 电话预约：医院热线020-83882222、中国电信114、健康之路400-6677-400。
3. 微信预约："城市服务预约挂号平台"、微信关注"广东省人民医院"公众号。
4. 现场预约：门诊预约服务台、自助机预约。

家庭医生 医学科普丛书

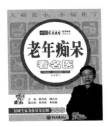

《老年痴呆看名医》

主编简介:

姚志彬,中山大学中山医学院教授,博士生导师,广东省医学会会长。**陆正齐,**中山大学附属第三医院神经内科教授,博士生导师。

内容简介:

阿尔茨海默症是老年人痴呆的重要原因,它不是正常的老化,而是一种疾病!它不仅夺走患者的记忆,也可能让他们丧失思考、行为能力,为家庭带来困扰。本书将告诉你如何尽早发现老年痴呆的苗头,并积极处理;告诉你如何科学爱护大脑,让它更年轻。同时也为有痴呆患者的家庭,提供具体可行的日常照护指引。

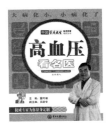

《高血压看名医》

主编简介:

董吁钢,中山大学附属第一医院心血管医学部主任,教授,博士研究生导师,广东省医学会心血管病分会高血压学组组长。

内容简介:

我国的血压控制率只有 6.1%,高血压病人中约 75% 的人吃了降压药,血压还是没有达标。吃药为啥不管用? 血压高点有啥可怕? 为何要严格控制血压? 顽固的高血压如何轻松降下来? 防治高血压的并发症有何妙招? ……以上种种疑问,在这本书里,都能找到你看得懂的答案。

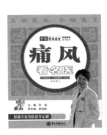

《痛风看名医》

主编简介:

张晓,广东省人民医院风湿科行政主任,中国医师协会风湿免疫科医师分会副会长,广东省医师协会风湿免疫分会主任委员,广东省医学会风湿免疫分会副主任委员。

内容简介:

得了痛风,便再也摆脱不了随时发作的剧痛? 再也离不开药罐子的生活? 再也无缘天下美味,只能索然无味地过日子? ……专家将带给你关于痛风这个古老疾病的全新认识:尿酸是可以降的,痛是不需要忍的,而美食同样是不可辜负的。本书以图文并茂的方式,给痛风及高尿酸血症患者一份医疗、饮食、运动、行为的全方位生活管理指导。

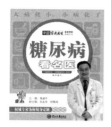

《糖尿病看名医》

主编简介：

翁建平，中山大学附属第三医院教授，博士研究生导师，内分泌科首席专家，中华医学会糖尿病学分会第七届委员会主任委员。

内容简介：

怎样知道自己是否属于糖尿病高危险人群？患了糖尿病如何通过饮食方式的调整、行为方式的改变以及药物治疗来稳定血糖？如何有效地与医生沟通？……本书以通俗易懂的语言、图文并茂的方式，全面介绍糖尿病的病因、相关检查、治疗手段及高效就医途径，给糖尿病患者一份医疗、饮食、运动、行为的全方位生活管理指导。

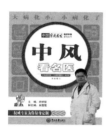

《中风看名医》

主编简介：

胡学强，中山大学附属第三医院神经病学科前主任，教授，博士研究生导师，广东省中西医结合学会脑心同治专业委员会主任委员。

内容简介：

中风又称脑卒中。中风先兆如何识别？中风或疑似中风，要做哪些相关检查和治疗？中风救治一刻千金，其诊治的标准流程是怎样的？如何调整生活方式，防患于未然？……本书以通俗易懂的语言，全面介绍了中风的病因、相关检查、治疗手段及高效就医途径，不失为中风患者的一份权威指南。

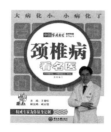

《颈椎病看名医》

主编简介：

王楚怀，中山大学附属第一医院康复科教授，博士研究生导师，中国康复医学会颈椎病专业委员会副主任委员。

内容简介：

颈椎病是日常生活中的常见病、多发病。其类型多样，表现百变。颈椎长骨刺＝颈椎病？得了颈椎病，最终都会瘫？反复落枕是何因？颈椎病为何易复发？颈椎病，如何选枕头？"米"字操，真的有用吗？……本书以通俗易懂的语言、图文并茂的形式，深入浅出地介绍了颈椎病的来龙去脉，让读者在轻松阅读之余，学会颈椎病的防治之法。

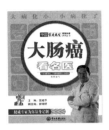

《大肠癌看名医》

主编简介：
汪建平，中山大学附属第六医院结直肠外科主任，中华医学会理事，广东省医学会副会长，广东省医师协会副会长。

内容简介：
大肠是健康的"晴雨表"，很容易随身体状况的变化而发生问题。而人们最易忽视细微的身体变化，如最常见的便秘和腹泻，这其中可能隐藏着重大疾病，比如逐年高发的大肠癌。本书最重要的目的，是要带给读者一个忠告：是时候关心一下你的肠道了。关注自己的肠道，会带来无比珍贵的健康。

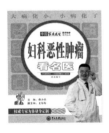

《妇科恶性肿瘤看名医》

主编简介：
李小毛，中山大学附属第三医院妇产科主任兼妇科主任，教授，博士研究生导师，妇产科学术带头人。

内容简介：
为什么会患上妇科恶性肿瘤？早期如何发现？做哪些检查能尽快、准确知晓病情？选哪种治疗方案？出院后，身体的不适如何改善？……本书以通俗的语言、图文结合的方式，介绍宫颈癌、子宫内膜癌、卵巢癌的病因、相关检查、治疗、高效就医途径等，是患者（家属）贴心、权威的诊疗指南。

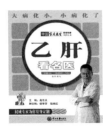

《乙肝看名医》

主编简介：
高志良，中山大学附属第三医院肝病医院副院长，感染性疾病科主任，教授，博士研究生导师，广东省医学会感染病学分会主任委员。

内容简介：
本书由著名肝病专家高志良教授主编，聚焦乙肝话题，进行深度剖析：和乙肝病毒感染者进餐会传染乙肝吗？肝功能正常需不需要治疗？乙肝患者终生不能停药吗？乙肝妈妈如何生下健康宝宝？患者与医生之间如何高效沟通？……想知道答案吗？请看本书！

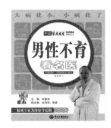

《男性不育看名医》

主编简介:

邓春华,中山大学附属第一医院泌尿外科教授,博士研究生导师,中华医学会男科学分会候任主任委员。

内容简介:

"二胎"政策全面放开,孕育话题再次被引爆。然而,大量不育男性却深陷痛苦之中。不育男性如何通过生活方式的调整走出困境?医生如何借助"药丸子""捉精子""动刀子"等手段,让患者"绝处逢生"?患者与男科医生之间如何高效沟通? ……本书语言通俗易懂,不失为男性不育患者走出困境的一份权威指南。

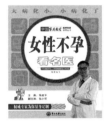

《女性不孕看名医》

主编简介:

张建平,中山大学孙逸仙纪念医院妇产科教授,博士研究生导师,学术带头人,中华妇产科学会妊娠期高血压疾病学组副组长。

内容简介:

不孕不育,是一种特殊的健康缺陷。不孕女性需要做哪些相关检查和治疗?如何通过生活方式的调整走出困境?女性不孕的诊治有怎样的流程?试管婴儿能解决所有的问题吗? ……本书以通俗易懂的语言,全面介绍了女性不孕的病因、相关检查、治疗手段及高效就医途径,不失为女性不孕患者走出困境的一份权威指南。

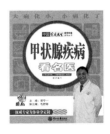

《甲状腺疾病看名医》

主编简介:

蒋宁一,中山大学孙逸仙纪念医院核医学科主任医师,教授,博士研究生导师,中华医学会核医学分会治疗学组组长。

内容简介:

当今生活压力大,节奏紧张,甲状腺疾病的发病率有上升趋势。甲状腺最常生哪些病?生的甲状腺该如何治? ……本书以通俗易懂的语言、生动活泼的图片聚焦甲状腺疾病,向广大读者介绍甲状腺的生理功能及其常见病的防治知识。患者最关心、最常见、最具代表性的疑问都能从本书得到解答。

终于等到你，
小编已恭候多时！

扫二维码

书里装不下的话题，
我们在这里告诉你。